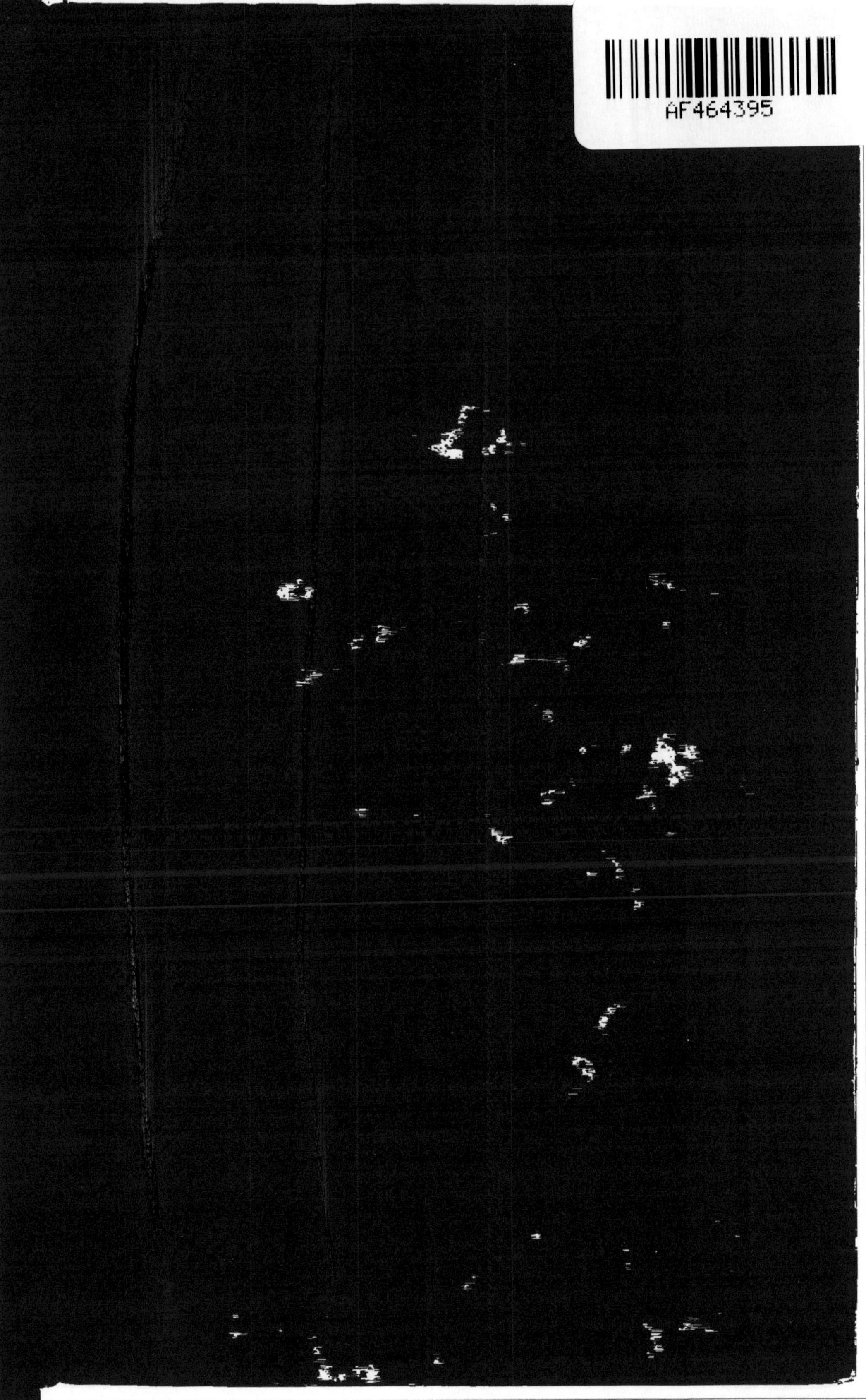

L'EXPÉRIENCE MÉDICALE

OBJECTÉE

A UNE NOUVELLE SECTE.

L'EXPÉRIENCE MÉDICALE

OBJECTÉE

AUX ILLUSIONS

ET

AUX PRÉTENTIONS

D'UNE NOUVELLE SECTE.

PAR F. M. LEROUX (DE RENNES),

DOCTEUR EN MÉDECINE.

> Je pourrois bâtir ici un beau système (car je sais rêver comme un autre), embrasser les nues pour enfanter des chimères; je renonce à cette fausse gloire pour ne présenter que l'expérience.
>
> COYER, œuvres : tome II, page 181.

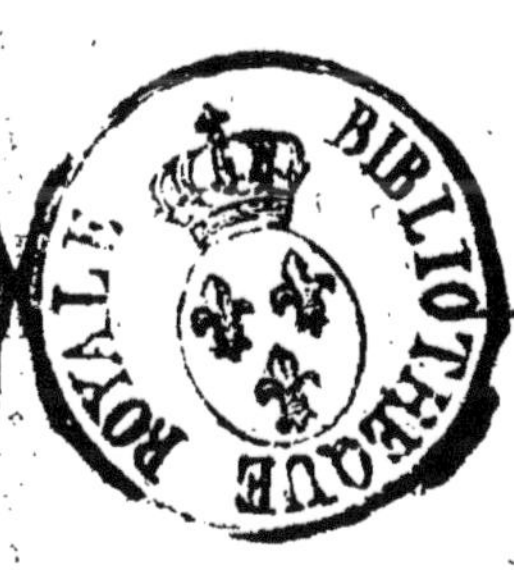

A PARIS,

CHEZ CROULLEBOIS, Libraire, rue des Mathurins n° 17.

1818.

A MON ONCLE

GUILLAUME LEROUX,

PRÊTRE-DESSERVANT, ANCIEN PROFESSEUR DE PHILOSOHIE ET DE THÉOLOGIE, EX-PRÉSIDENT DE COLLÉGE ÉLECTORAL D'ARRONDISSEMENT.

VÉNÉRABLE ONCLE,

D'autres adulent les places; pour moi je me fais un devoir de louer en vous ces vertus chrétiennes et ces sentimens patriotiques qui font que tous ceux qui vous connoissent, vous regardent comme un citoyen dont les mœurs simples et la grandeur du caractère, rappellent ces Romains qui firent la splendeur de la république, pure et dans ses beaux jours.

Après vingt années de votre vie, consacrées à l'instruction de la jeunesse, vous avez exercé votre ministère au milieu des campagnes, et votre ame ne s'y est point énervée; presque octogénaire, vous avez eu l'énergie de quitter votre pays natal, pour venir à cent lieues, continuer en faveur des utiles laboureurs, les travaux de l'apostolat.

Que M. le comte Lanjuinais, cet ami constant des lois, et M. le général de La Fayette, ce citoyen de l'ancien et du nouveau Monde, recoivent ici l'hommage de toute ma gratitude pour l'intérêt qu'ils ont bien voulu prendre aux peines de mon mentor.

Vous fûtes mon premier maître, oncle chéri; puisse l'offre de mon travail vous être agréable! Puissiez-vous sur-tout y voir, qu'il ne s'est point affoibli, cet ardent amour pour la vérité, que vous sûtes m'inspirer dès mon jeune âge! Puisse aussi votre conduite, comme un guide sûr dans le chemin de l'honneur, être toujours présente à la pensée de votre reconnoissant disciple, dont le cœur ne cessera jamais d'être plein de vous!

François-Marie LEROUX.

Paris, 25 *juillet* 1818.

Asseruimusque libertatem rationis et experientiæ contra imperiosam unius hominis autoritatem (Brissoti apolo).

Dans sa réponse aux réflexions d'un anonyme, insérée dans le *Journal universel des Sciences Médicales* n° 23, M. Broussais se plaint de ce que, depuis la publication de son dernier ouvrage, *aucun médecin, digne de ce nom*, n'a encore manifesté publiquement son opinion.

Je tremble, car M. Broussais qui sait si bien apostropher, n'aime pas à être interrogé, même par les personnes qui semblent être presque de son avis : que sera-ce donc si moi, qui suis loin d'avoir fléchi le genou devant l'idole, je viens, visière levée, demander à M. Broussais, ce qu'il entend *par des médecins dignes de ce nom ?* Quelle fierté, quel dédain ! J'en avois été atterré, pulvérisé ; Jupiter tonnant abaisse le sourcil, et d'un seul mot plein de majesté, nous force, jeunes docteurs, de rentrer dans l'obscurité. Je comptois y rester jusqu'au jour de clémence qui, j'espérois, ne tarderoit pas, le croyant fixé pour l'époque de la *grande illumination* qui doit annoncer au monde la création définitive du second ouvrage de M. Broussais. Vaines attentes ! La doctrine de M. Broussais doit être développée dans un autre écrit, d'après la promesse même de son *créateur*. Puis il vient nous dire qu'elle est toute dans son premier ouvrage. Je le pense, car une tête enlevée par l'orgueil au troisième ou quatrième ciel, enfante d'un lieu si haut, tout Jupitairement.

Mais pourquoi ces contradictions dans l'oracle ? Silence ; admirez ! ce sont, d'après leur source, des mystères. Patience : ne vous a-t-on pas soulevé une partie du voile ; et vous n'êtes pas éblouis, petits ingrats ! vous osez douter et balancez à vous laisser entraîner par l'enthousiasme, auquel vous avez même l'audace de vouloir vous opposer ; dès-lors, *vous êtes des libellistes, d'aveugles instrumens plus dignes de pitié que de courroux.*

Quelle grandeur d'ame ! nous lui devons notre salut ; mais les autres écrivains qui ont fait quelques réflexions sur l'ouvrage de M. Broussais, n'échapperont pas à la *foudre lorsque le courroux éclatera.* Cependant nous sommes joyeux de voir que le destin ait accordé un peu de répit à ces Messieurs. Sans ce destin que l'on regarde comme un mot vide de sens, il n'y a pas de doute qu'ils n'eussent été anéantis, si la seule volonté *du grand-maître* eût suffi ; mais grace à ce destin, notre Jupiter tient, comme celui des Anciens, tant soit *peu à l'humanité ;* et avant d'entrer en bataille, il faut que son arsenal soit muni par les soins de son Vulcain.

Courage, *savant et profond ami* de notre vainqueur, continuez à n'employer pour vous seconder dans vos travaux que des athlètes à têtes rétrécies, mais à bras vigoureux et actifs à malaxer et à pétrir les abdomens ; vrais Cyclopes, qui ne peuvent voir que par le trou de la bouteille dont le nectar alcoholique inspira jadis de si hautes conceptions à Paracelse Bombast, que l'esprit de l'alambic semble faire revivre comme par miracle !

On ne dira pas de M. Broussais qu'il est un instrument mis en œuvre par d'autres personnes, comme il l'a dit de moi, malgré ma déclaration formelle et que je renouvelle ici : *d'être mon seul conseil dans cette discussion*. Que l'on me prête telle ou telle intention ; qu'on me lance les traits de la malignité ; je m'en soucie peu. Je me consolerai en me disant : on juge mal ma pensée, et je ne suis pas la cause du peu d'étendue de mes facultés intellectuelles. Mais il n'en sera pas ainsi quand je deviendrai le sujet d'inculpations injurieuses et avilissantes qui tendroient à me faire regarder comme un instrument de l'intrigue, mis en œuvre par les persécuteurs d'un écrivain qui s'est trop avancé, et qui, par une accusation mal fondée, se rend injuste envers ceux qui ne sont pas de son avis. Non, je ne souffrirai jamais que l'on porte atteinte à mon caractère. J'abandonne tout le reste à la dent de la secte; mais qu'on respecte ce qu'un homme, qui sait apprécier la vie, a de plus cher, la dignité personnelle. Une attaque dirigée contre elle requéreroit une réparation personnelle, et on sauroit la demander et même l'exiger (1).

Lecteur, vous regarderez peut-être ceci comme une fanfaronnade, vous l'appelerez un langage de jeune homme : cependant la chose est sérieuse. M. Broussais se plaint de persécution ; à l'entendre, il ne peut bientôt plus endurer l'oppression. J'ignore absolument si M. Broussais a raison

---

(1) Verum enim invenire volumus, non tanquam adversarium aliquem convincere..... Quamobrem dissentium inter se reprehensiones non sunt vituperandæ; maledicta, contumeliæ, tum iracundiæ, contentiones, concertationesque in disputando pertinaces indignæ mihi philosophia videri solent (Cicer. *Definib. Lib. I.*)

de se plaindre : ce que je sais, c'est qu'il n'a pas le droit de signaler, sans preuve, qui que ce soit, comme *un vil instrument de la méchanceté.*

Je le répète, je ne suis que médecin *indépendant ;* et je déclare que les seuls complices que j'ai eus dans les prétendus conciliabules où j'ai dû être, si je suis poussé par des ennemis de M. Broussais, sont les malades de l'hôpital et mes livres. Voilà mes conseils, mes complices et mes instigateurs. La vérité est le seul chef que je reconnoisse, et mon amour pour elle est mon soutien : je le dis, parce que c'est dans mon cœur. S'il est vrai que M. Broussais ait à se plaindre, qu'il le fasse hautement, comme il menace de le faire ; qu'il signale les persécuteurs, et bientôt on me verra dans les rangs des persécutés, résister à l'oppression.

J'ai déjà dit que M. Broussais n'avoit été mis en œuvre par personne. En effet, il a trouvé dans son cœur le grand ressort qui l'a lancé au milieu du monde médical comme une bombe. Il s'est figuré qu'éclatant, il alloit à la manière de cet instrument de guerre, renverser tout ce qui l'entoure, et rester seul dominateur du champ de la science. Ecoutez les Jérémiades d'un cœur aussi injuste qu'ingrat dans sa bouffissure. « Hélas ! s'écrie cet » écrivain, les amours-propres sont intéressés à maintenir, dans toute son épais» seur, le voile que la nature a tiré sur » les fonctions de l'économie; malheur » au médecin contemporain qui oseroit » en déchirer un coin, il seroit anathème; » au lieu d'accueillir avec bienveillance, » le tribut de ses veilles, d'encourager son » zèle, de lui signaler paternellement » ses erreurs, on mettroit tout en œuvre » pour *l'anéantir* dès sa naissance; on » commenceroit par louer son ouvrage » d'une manière vague, générale; mais » on le condamneroit dans le détail, en » n'approuvant aucune de ses propositions » en particulier, ou bien en affectant de » n'en tenir aucun compte, si l'on avoit

» occasion de traiter la même matière : » par ce silence étudié, on s'applaudi- » roit d'avoir, au moins pour quelque » temps, détourné l'attention de son ou- » vrage. *A cette perfidie*, on en join- » droit une autre : on verseroit adroitement » le ridicule sur les discussions physiolo- » giques auxquelles le médecin que je » suppose (ce médecin est M. Broussais), » auroit cru devoir se livrer, en les com- » parant aux explications subtiles et hy- » pothétiques des Anciens. On atténueroit, » au risque de blesser la vérité, jusqu'à » ses moyens d'exécution, et on lui *par-* » *donneroit* de n'avoir pu mieux faire. » C'est ainsi que les sciences sont entravées » dans leur marche (*Exem.* page 92). »

Pour moi, je ne dirai pas : c'est ainsi que la *perfidie* met des empêchemens au vol du génie de M. Broussais; mais je dirai : ce passage cité est bien propre à démontrer que certaines passions aveuglent cet écrivain, et lui font calomnier les savans, ses contemporains. En vérité il faut être bien insatiable de louanges pour ne pas être satisfait de celles que l'on a données à *l'Histoire des Phlegmasies chroniques*; le passage ci-dessus porteroit à croire qu'on n'a pas su apprécier le travail de l'auteur ; et cependant lui-même connoît tous les succès qu'il a obtenus ; et il nous les fait connoître, lorsqu'il nous dit à la page 399 de son *Examen de la doctrine moderne*, « c'est par-là que » *l'Histoire des Phlegmasies* a mérité le » suffrage des véritables praticiens ; que » cet ouvrage est devenu, j'ose le dire, » *le bréviaire d'un nombre considérable* » *de bons esprits*, et qu'il a déjà dissipé » chez plusieurs autres, les *ténèbres* dont » la médecine abstractive, *inter nubes*, les » tenoit enveloppés. » A la page 404, le même écrivain dit : « c'est entre les » mains de tels hommes que *l'Histoire* » *des Phlegmasies* a été véritablement » utile, *d'après les témoignages que j'en* » *ai reçus de toutes parts.* » Eh bien ! comment concilier ces divers passages du même auteur : son ouvrage, d'après son dire, est *le bréviaire d'un nombre considérable de bons esprits* : Il nous le peint comme un *soleil levant* qui vient éclairer les savans qui sont *inter nubes*. Il reçoit enfin, *de toutes parts*, des témoignages de ces succès éclatans ; et malgré cela il n'est pas satisfait. Ah! c'est qu'il attend, sans doute, que son immortel dernier chef-d'œuvre le transporte *ultra nubes*, et qu'il est impatient de voir son apothéose ! qu'il prenne patience, la chose est en bon train. J'ai entendu, oui entendu et bien entendu certains sectateurs parler de *statue !*...... Ainsi donc qu'il espère, et sur-tout qu'il s'en rapporte à l'ardeur et à l'enthousiasme de ses prosélites ; et qu'il ne s'afflige pas si on lui ferme l'entrée *des salons dorés*, dont il nous a entretenu avec un dédain mal déguisé. L'esprit de secte le conduira dans la région éthérée, où il pourra satisfaire sa soif de louanges, au milieu des braiemens adulateurs des petits chérubins qui l'entourent, et qui espèrent profiter de son ascension. Qu'il ne nous parle donc plus de salons dorés, car nous penserions qu'il s'abaisse jusqu'aux passions humaines, et que *l'auri sacra fames* le dessèche, ce qui ne conviendroit guère à un *envoyé*.

Un auxiliaire anonyme cherche, dans le *Journal Universel des Sciences médicales*, à légitimer les vues de fortune que peut avoir M. Broussais. Il lui semble que les gens de lettres ne doivent pas plus être privés des avantages de la fortune que les autres classes de citoyens. Je suis de son avis, et même je pense que les médecins devroient exiger plus exactement leurs honoraires; car en comptant sur la reconnoissance, qui pour eux se transforme souvent en ingratitude, ils pourroient mourir de faim. Mais l'anonyme est à plaindre, s'il croit que l'intérêt du moment est le seul mobile que doivent avoir les gens de lettres: car gardant l'anonyme, en manifestant une telle manière de penser, il pourroit faire soupçonner qu'il n'agit ainsi que pour avoir plus de facilité dans le débit de ses phrases.

Lorsqu'il s'agit d'objet de haute importance, la considération des intérêts présens et momentanés n'est propre qu'à entraver les élans d'une ame généreuse qui sait les oublier et les mépriser. Gloire à l'écrivain qui transporte ses jouissances dans l'avenir ! lorsque pour proclamer ou défendre la vérité il en agit ainsi, c'est le sublime de la première des professions. Aussi aimerois-je mieux M. Broussais, rêvant la postérité, que M. Broussais, avec l'appui de ses auxiliaires, cherchant à abaisser ses confrères et se disputant *l'entrée des salons dorés*. C'est une bien petite grandeur que celle qui dépend de l'abaissement de ce qui nous entoure. C'est le chardon au sommet de la montagne inculte et sans arbres, se comparant aux mousses qui l'environnent : il voit dans son élévation accidentelle, bien au-dessous de lui, le chêne qui se trouve dans la vallée. Mais l'arbre robuste embellit la nature, soit qu'il s'élève dans les lieux solitaires, ou qu'il orne nos cités, tandis que le chardon, malgré sa position, ne peut que blesser, et est seulement agréable au troupeau des *at ille lentus* (1). Aux yeux de l'homme qui pense, la grandeur réelle d'un autre homme est dans lui-même, et non dans sa position et ses entourages. Qu'ils ont l'ame petite, ceux qui cherchent la célébrité parmi un petit nombre de courtisans qu'ils ont soin de choisir de manière à n'en avoir jamais rien à redouter. Ils s'imaginent peut-être, parce qu'ils écartent d'eux quiconque a des talens qui les anéantissent, que seuls sur un grand théâtre, ils attireront tous les regards. Ils ne peuvent souffrir près d'eux un second, un homme de talent, entendre le nom d'un confrère qui a du mérite; ils méprisent l'œuvre des autres, mais les leurs seront aussi un jour justement appréciées par quelques

---

(1) Expression de Phèdre pour désigner l'âne.

écrivains véridiques. Ce n'est pas positivement M. Broussais qui me suggère ces dernières réflexions ; il a des talens réels qui devoient le dispenser d'être injuste envers des médecins dont il voudroit faire regarder les travaux comme nuls.

L'intérêt momentané ne peut donc être le guide du médecin, car, ainsi que le dit Vicq-d'Azyr, dans notre carrière, plus que dans toute autre, l'homme qui n'a que des vues éphémères, et qui ne travaille que pour l'instant où il vit, court de grands risques en s'exposant à l'ingratitude des partis. Celui que de grands motifs animent, que de grands obstacles n'arrêtent point, qui a pour la gloire un amour pur, qui sait tout sacrifier pour elle, peut seul fixer les suffrages de ses contemporains, en se rendant digne de ceux de la postérité.

L'EXPÉRIENCE MÉDICALE

OBJECTÉE

AUX ILLUSIONS ET AUX PRÉTENTIONS

D'UNE NOUVELLE SECTE.

PREMIERE PARTIE.

THÉORIE.—NOSOLOGIES.—OUVERTURES DES CADAVRES.

Hippocrate, Baillou, Stoll.

Ce n'est ni d'hier, ni depuis des mois ou des années, mais bien depuis des siècles, que les prétentions de la théorie cherchent à entraver, par des subtilités, des sarcasmes, des injures, des outrages et des calomnies, la marche des bons esprits qui, toujours en garde contre les illusions de l'imagination et de l'orgueil, se tiennent humblement et avec prudence dans les voies de la médecine *empirique-éclectique*.

Les médecins attachés à cette doctrine qui est formée par les opinions des praticiens de toutes sectes, de tous les pays et de tous les siècles, recueillent religieusement la vérité de quelque part qu'elle vienne; mais ils rejettent, avec un égal soin, ce qui, vérité dans son origine, devient erreur ou cause d'erreur, par son extension, son abus, ou son exagération.

M. Broussais ayant le dessein d'être le grand *réformateur* de l'art, veut en être *le théoriseur*; et, pour nous y préparer, il s'écrie: « Les » observateurs de l'homme seront-ils donc tou» jours les seuls qui ne sachent pas observer! » Ne voilà-t-il pas dit clairement que l'art n'existe pas; et que tous ces grands médecins que nous regardons comme de bons observateurs, n'ont rien vu, parce qu'ils n'ont pas eu pour guide le génie qui, dans cet instant, nous éclaire, et qu'ils n'avoient pas le mot de ralliement. O bienheureux mortels qui vivez dans ce siècle, vous voilà sur le chemin d'une vie éternelle! le grand agent de votre destruction est enfin découvert. Voulez-vous vous assurer l'immortalité? Appelez bien vîte à votre secours quelque néophyte de la nouvelle secte; il vous sera facile de le reconnoître; le talent des autres fait lever les épaules; il n'y a que son maître et lui qui connoissent l'énigme de la nature, vous dira-t-il. D'ailleurs, de loin même il sera reconnoissable: un cataplasme émollient forme sa couronne ; une lancette dans une main, un pot d'eau chaude, de l'autre, sont ses attributs ; à sa suite est la nombreuse famille des sang-sues ; elles abandonnent leurs marais, qui bientôt seront déserts, à la voix qui fait retentir l'air de ces cris : « Guerre à l'irritation ; du sang ! du sang ! » Vous tremblez, peut-être ; soyez sans crainte ; son talent est presque infaillible, et si par malheur il ne peut malgré ses panacées arracher de vos entrailles cette tenace irritation, le typhon de notre machine, vous aurez l'avantage, avec beaucoup d'autres il est vrai, mais enfin vous aurez l'avantage d'être *ouverte*, avec un savoir auprès duquel celui de Morgagni n'est sans doute rien, parce qu'on n'avoit pas su, jusqu'à ce jour, faire une autopsie cadavérique. On vous trouvera un beau cas pathologique, ou bien rien ; n'importe. Comme il est connu que quelques inflammations de la plèvre, par exemple, qui tuent, ne laissent point de traces, on liera à ce fait tous ceux où l'on ne trouvera rien. Mais à cette occasion disons, ce n'étoit pas la peine de transformer une vérité en paradoxe, en lui donnant trop d'extension ; il valoit mieux de suite dire : Vous ne trouvez pas de traces d'inflammation ; ah ! c'est que cet affreux *typhon* s'est sans doute échappé par le trou de la serrure pour courir après *Osiris*. En attendant qu'on retrouve ces deux principes, vous serez placée dans le nécrologe qui doit passer à la postérité, et votre sort n'en sera que plus heureux. Immortelle, vous aurez, pour vous réjouir, l'odeur de l'encens brûlé en l'honneur du bienfaiteur qui vous aura soustraite aux tracasseries de ce bas-monde, où il reste pour régenter ses confrères, dont il dit: « Ne cesseront-ils point de mériter ce reproche humiliant qui retentit aujourd'hui jusque dans nos écoles; *toute théorie devient inutile dans la pratique?* Médecins qui vous frappez vous-mêmes avec les armes de vos adversaires, condamnez, j'y consens, les vaines hypothèses et les fantômes monstrueux de l'imagination; mais ne les confondez pas avec la véritable théorie; que la théorie soit pour vous ce qu'elle est pour les autres sciences, *le résultat des faits réduits en principe.* » (M. Broussais. Hist. des Phleg. chr. Préf., pag. 8.)

J'observerai ici avec *Cabanis*, « que les opinions théoriques portant toutes non sur les faits, mais sur la manière dont ils se produisent, il importeroit peu qu'elles différassent, pourvu que la pratique ne marchât qu'à l'aide des faits, et ne sortît jamais des indications qu'ils lui fournissent. Si, par exemple, les mathématiciens tels que *Pitcarn*, ne se conduisoient pas autrement dans la curation d'une pleurésie, que les solidistes, tels qu'*Hoffmann*, ou les chimistes, tels que *Silvius;* si les uns et les autres ayant appris, par leurs observations propres, ou par celles d'autrui, l'effet constant des remèdes qu'on peut employer en pareil cas, ne se servoient de leur hypothèse que pour lier en corps toutes leurs idées ; s'ils s'en tenoient obstinément, pour former leurs vues pratiques, au *simple résultat de l'expérience:* il est clair que ces différentes sectes ne seroient opposées les unes aux autres que sur des points tout-à-fait étrangers au véritable objet de l'art, et que nous devrions regarder ces oppositions de principes avec la même indifférence, que les gens sensés regardent en morale toutes les opinions qui n'influent pas sur la conduite. » (Degré de certitude en médecine, pag. 96.)

Mais, ajoutons avec le même écrivain, si chaque secte, au contraire, non contente d'avoir fait cadrer, tant bien que mal son hypothèse avec les faits, en vient jusqu'à prétendre asservir les faits à son hypothèse; si elle veut que la nature obéisse à des rêves, ce n'est pas à l'art qu'il faut s'en prendre, il n'y est pour rien, et de pareilles erreurs tiennent même à la violation de ses règles fondamentales.

Je dois ajouter avec Cabanis : Je ne suis cependant pas moins éloigné d'écarter avec les *empiriques absolus*, toute vue théorique de la médecine-pratique. Il seroit même impossible de reconnoître dans les faits qui se présentent l'identité ou l'analogie avec d'autres faits antérieurement connus, si l'on n'avoit point su lier les derniers par des résultats communs, c'est-à-dire, par des principes ; mais il vaudroit mieux n'avoir absolument aucune théorie, que d'en adopter une démentie par un certain nombre de faits réguliers, ou du moins de ne pas s'en servir avec assez de réserve, pour ne point méconnoître, dans ceux qu'on observe pour la première fois, les différences qui peuvent les distinguer de ceux auxquels on imagine devoir les rapporter.

Ce que nous disons ici de la médecine, est également applicable à toutes les sciences d'observation. Quand on s'attache aveuglément à ce qu'on appelle souvent, avec si peu de raison les *principes*, on ne peut que rouler dans le cercle des erreurs ; et les rapides progrès qu'ont fait dans ces derniers temps, plusieurs branches de la physique, sont uniquement dus à ce que les meilleurs esprits, parmi ceux qui les cultivent, soumettent chaque jour à l'expérience tous les principes que l'on a crus, ou que même on croit encore, les plus certains et les plus démontrés.

Je dirai encore, avec le même médecin : « D'ailleurs toute théorie quelconque ne doit avoir, aux yeux du médecin philosophe, d'autre importance que celle d'aider la mémoire en liant les faits connus, et de les représenter rapidement à l'esprit pour diriger les raisonnemens d'induction que l'analogie suggère à l'aspect de tous les objets nouveaux. » (Cabanis. Observ. sur les Affect. Catarrh. en génér., pag. 7 et 9.)

Beaucoup de médecins praticiens conviendront avec Cabanis, qu'il semble que le savoir théorique du médecin devient souvent nul au lit des malades ; et que son savoir-pratique réside presque tout entier dans une sorte d'instinct perfectionné par l'habitude.

Que ceux qui se laisseront entraîner par la prétendue simplicité de la théorie de la section physiologico-pathologique, se rappellent ces paroles de Cabanis : « Tant que les praticiens observent attentivement, il importe peu qu'ils adoptent tel ou tel système. Tous les systètèmes ont eu de bons praticiens ; mais ceux qui favorisent la paresse, trop naturelle à l'homme, et qui nourrissent cette présomption opiniâtre, que les idées générales faciles à saisir inspirent toujours à leurs adeptes, ceux-là sont très-dangereux, sur-tout dans un art qui ne se perfectionne que par l'étude attentive, et reprise cent fois d'une foule d'objets particuliers. »

Ne mettons, au reste, ainsi que le dit Cabanis, ni trop ni trop peu d'importance aux théories. La seule théorie qui n'égare jamais, n'en mérite pas le nom, à proprement parler. Elle ne va pas plus loin que l'observation ; elle n'est que l'observation elle-même ; les autres se hâtent de ranger d'avance tous les faits sous des vues générales, qui ne se rapportent qu'à un petit nombre d'entre eux ; par conséquent elles doivent induire presque toujours en erreur. Elles peuvent cependant nous faire reconnoître juste quelquefois ; car il est sûr que les plus absurdes se sont appuyées, dans l'origine, sur des expériences incontestables (1). Le tort de leurs auteurs a été de

---

(1) Nulla secta est, quæ omne vidit verum ; nulla quæ non aliquid ex vero (*Grotius*).

donner à ces expériences un sens trop étendu ; de faire un système complet de ce qui pouvoit à peine fournir quelques vues de détail. Quand on veut expliquer tout dans l'état physiologique, comme dans l'état pathologique, par des hypothèses contraires à l'expérience, on se trouve arrêté, pour ainsi dire, à chaque pas. Les exceptions à la règle deviennent bientôt plus nombreuses que les faits qui s'y trouvent conformes ; et, non-seulement on est forcé de reconnoître combien ces hypothèses sont insuffisantes pour lier les fragmens de la science, mais on s'aperçoit facilement qu'elles entraînent des fautes sans nombre dans la pratique. Enfin, les bons esprits rejettent ces applications trop générales des principes particuliers, non parce qu'elles n'expliquent rien, mais parce qu'elles n'expliquent pas tout, parce qu'elles ne sont rigoureusement applicables qu'aux mêmes faits, plus ou moins nombreux dont on les a déduites ; et s'il est vrai que leurs sectateurs les plus raisonnables les abandonnent au lit des malades, peut-être n'ont-elles pas, à beaucoup près, les mauvaises conséquences qu'on devroit en attendre.

Une preuve que la nature corrige sourdement, par l'expérience, ce que les principes peuvent avoir de vicieux ; une preuve qu'elle force les médecins, qui ne sont pas entièrement dépourvus de jugement et de tact, à suivre une méthode à-peu-près uniforme, c'est que, malgré le ton décisif dont on objecte le contraire, la pratique de tous les siècles est au fond la même. Les tableaux des maladies que nous ont laissés les Anciens sont encore frappans de vérités. On enseigne dans nos écoles leurs règles de diagnostic et de pronostic, nos indications générales de traitement sont absolument les mêmes que les leurs. Nous les traçons d'après les mêmes motifs. Depuis Hippocrate jusqu'à nos jours, il est sûr que les observateurs ont retrouvé ce qu'il avoit vu. Arétée, Alexandre de Tralles, Aëtius, Cœlius-Aurélianus, Celse, Galien, sont encore parmi nous des guides sûrs. Dans notre Europe moderne, les restaurateurs de la médecine les ont suivis pas à pas. Sennert et Lomnius n'ont fait que les abréger, que mettre leurs observations dans un meilleur ordre. Une foule de médecins, qu'il seroit trop long de nommer, leur doivent tous leurs succès ; c'est en se faisant leurs disciples qu'ils ont mérité d'être placés à côté d'eux ; et dans ce siècle même, où des travaux immenses ont enrichi l'art de quelques découvertes réelles,

les médecins dignes d'être comparés à nos premiers maîtres, n'ont obtenu cet honneur, n'ont appris à les surpasser quelquefois, qu'en les imitant presque toujours.

Quoique nous sachions fort, et que nous puissions dire, avec le docteur Thouvenel et bien d'autres, qu'une science ne se perfectionne pas seulement, parce qu'on ajoute de nouveaux faits à ceux qui en font la base, mais bien aussi par la manière dont on dispose ces faits, par la liaison et la correspondance que l'on met entre eux, et de telle sorte que l'esprit puisse y apercevoir naturellement de nouveaux rapports (ou vérités nouvelles), et en faire découler des conséquences utiles; nous pensons qu'on a souvent abusé de ces avantages pour introduire dans les sciences l'esprit de secte.

Ainsi donc, on ne dira pas que nous nous déclarons contre la nouvelle section, parce que nous confondons les mots; car nous savons fort bien, avec les auteurs de l'Encyclopédie, « Qu'un système n'est autre chose que » la disposition de différentes parties d'un art » ou d'une science, où elles se tiennent toutes » mutuellement, et où les dernières s'expliquent par les premières. Celles qui rendent » raison des autres s'appellent *principes*, et » le système est d'autant plus parfait, que les

» principes sont en plus petit nombre ; il est » même à souhaiter qu'on les réduise à un » seul. » (Encyclopédie, art. *Système.*) C'est presque ce que prétend M. Broussais (1), dont nous rejetons la théorie, sans crainte qu'on nous applique le reproche qu'adresse Darwin à quelques médecins qui déclament, dit-il, contre les théories de médecine en général, et ne réfléchissent pas qu'on entend par *théoriseur* tout médecin prudent qui ne se hasarde pas à prescrire quelque chose à un malade sans réfléchir, c'est-à-dire, sans théoriser ; le malade est donc heureux d'avoir pour médecin un théoriseur de cette espèce, qui sait renoncer à l'explication pour ne suivre que l'expérience. Mais comme il y a loin de cette sorte de théorie à ce qui résulte, ainsi que le dit le docteur *R. J. Bertin*, de ce que l'esprit de l'homme est trop porté à généraliser, à faire des rapprochemens souvent forcés, et à plier les faits aux hypothèses, aux théories qu'il crée ou qu'il adopte, nous nous croyons fondés, sur-tout dans cet instant où une nou-

---

(1) Mais dit Simus, le médecin qui cherche à rendre la pratique de la médecine si courte et si facile, qu'elle exige peu de réflexions, reconnoîtra à la fin qu'il s'est écarté de l'utile et du vrai pour n'embrasser à la place qu'un système (Obs. sur les mal. épid. page 165).

velle secte veut s'établir, à prendre avec Gilbert les conclusions suivantes, et à dire avec ce médecin : Que toute théorie médicale qui se fonde sur une hypothèse, doit être bannie du nombre des découvertes utiles à la médecine ;

Que le plus grand malheur qui puisse arriver à un malade, c'est de tomber dans les mains d'un médecin exclusivement attaché à un système, quelque ingénieux qu'il puisse être, quelque conformité qui paroisse exister entre les faits et l'explication qu'il en donne ;

Qu'il n'y a point de théorie médicale qui ne puisse fournir au médecin philosophe quelque sujet d'observations utiles ;

Que le caractère du vrai médecin est de ne s'attacher exclusivement à aucune théorie, de les reconnoître toutes, d'en retirer les avantages qu'elles peuvent offrir en les rapprochant de la médecine d'observation ; que c'est là ce que l'on peut appeler *l'éclectisme médical*. (Gilbert, les Théories médicales modernes comparées entre elles.)

Dans le moment actuel la nouvelle section se déchaîne avec force contre les nosologistes ; mais disons avec Cabanis : « L'on se tromperoit beaucoup si l'on croyoit que les nosologistes et leurs partisans les plus zélés, dirigent toujours leur pratique d'après ces ingénieuses mais plus ou moins infidèles ou incomplètes classifications. L'observation des maladies les dégoûte bientôt d'un ordre factice, dont l'application pratique est quelquefois impossible, presque toujours embarrassante, très-souvent hasardeuse. Qu'arrive-t-il donc? le classificateur et l'*empirique philosophe*, quand ils ont également du talent, ne suivent pas des routes si différentes qu'on pourroit le croire. La nature les guide l'un et l'autre comme par la main. Elle leur montre les objets sous leurs véritables couleurs, les grave dans leur souvenir par des traits frappans, les y classe par des analogies ou des dissemblances réelles; elle résume enfin pour eux, et souvent presque à leur insçu, les généralités fondamentales qui doivent leur servir de guide. Cette méthode de la nature est aussi simple qu'étendue et féconde. On en trouve des traces dans tous les écrits de tous les bons praticiens, et c'est par elle seule qu'ils ont mérité ce titre. La plupart, il est vrai, ne l'ont suivie que par un heureux instinct; mais en les lisant l'on sent, à chaque page, qu'ils lui sont redevables de tous leurs succès. » (Cabanis. Degré de cert., pag. 76.)

D'après ce passage on pourroit croire que Cabanis rejette les nosologies, les classifications, et que je suis de son avis. Afin de prévenir les soupçons, je dis avec lui : « L'on ne peut pas considérer toutes les maladies, comme un seul et même être, tandis que de l'autre il n'est pas absolument nécessaire d'en faire autant d'êtres individuels, ou du moins il est possible de les classer par le secours de la mémoire comme on classe les animaux, les plantes et les fossiles ; car, quoiqu'il soit vrai que ces classifications sont devenues de grandes sources d'erreurs, l'esprit a besoin d'une chaîne qui lie ses connoissances, et pourvu qu'on ne suive en la formant aucun esprit de système ; pourvu qu'elle se borne à exprimer certains rapports frappans des phénomènes entre eux ; pourvu qu'on n'en tire pas enfin des conséquences plus étendues que ces rapports, elle peut être utile, et sans inconvéniens, autant qu'elle est indispensable. » (Cabanis. Degré de cert., pag. 38.)

Chaque cas individuel de maladie n'est pas entièrement un cas nouveau ; il a une origine commune, des rapports d'analogie, avec un certain nombre d'autres cas de la même nature ou approchant, et cependant il semble en différer, tant les résultats variés qui reconnoissent une même origine, peuvent présenter dans l'état pathologique de dissemblances trompeuses ! Mais je laisse Cabanis développer cette idée. Ce médecin nous dit,

« qu'à chaque cas nouveau l'on croiroit d'abord que ce sont de nouveaux faits ; mais ce ne sont que d'autres combinaisons, ce ne sont que d'autres nuances. Dans l'état pathologique, il n'y a jamais qu'un petit nombre de phénomènes principaux ; tous les autres résultent de leur mélange et de leurs différens degrés. L'ordre dans lequel ils paroissent, leur importance, leurs rapports divers, suffisent pour donner naissance à toutes les variétés des maladies. Depuis la douleur la plus foible, jusqu'à la plus insupportable ; depuis l'incommodité la plus simple, jusqu'à la maladie la plus compliquée ; depuis la fièvre éphémère jusqu'à la peste, on ne retrouve par-tout que les mêmes traits, les mêmes couleurs générales ; c'est de leurs alliances, de leurs teintes, de leurs contrastes, que la nature fait sortir cette multitude de tableaux si différens les uns des autres, au premier coup-d'œil : comme on vient de voir que l'art savoit, au moyen d'une très-petite quantité de signes, reproduire aux yeux tous les chefs-d'œuvre du génie musical, ou bien faire entendre toutes les merveilles de la parole.

« Cette *méthode symptomatique* est l'ouvrage de la nature elle-même ; elle n'a rien de l'arbitraire des méthodes factices. Elle simplifie l'observation des maladies, leur histoire et leur traitement ; elle ne dispense pas, il est vrai, d'étudier le génie propre de celles qui en ont véritablement un, ni de rechercher les effets particuliers des remèdes spécifiques, qui, pour le dire en passant, sont beaucoup plus rares qu'on ne pense ; mais elle aide la mémoire sans égarer le jugement, et n'est pas moins un guide sûr dans la pratique de la médecine, qu'un moyen naturel d'en lier les connoissances. Plus on s'en éloigne, plus on s'égare ; plus on la suit scrupuleusement, plus on obtient de succès. Voilà ce que nous apprend l'expérience journalière, et la lecture réfléchie des écrivains de pratique de tous les siècles. »

Ce passage est important, non-seulement à cause des grandes vérités qu'il rappelle, mais encore parce qu'au fond la section physiologico-cadavérique ne nous a rien dit au-delà, et qu'il est seulement à craindre qu'elle ne tire de faux résultats de ces vérités connues avant sa naissance, ou du moins avant sa formation en corps.

Un des membres de la nouvelle section a beau nous dire : « Cette manière naturelle, » simple, analytique, de procéder dans l'ap- » préciation des phénomènes pathologiques, » conduit à découvrir l'identité de nature, de

» production, d'entretien, et enfin de cura-
» bilité de ces prétendues classes de maladies.
» En effet, il seroit facile de démontrer qu'elles
» ne diffèrent point essentiellement, mais
» seulement d'une manière accidentelle, et à
» raison de la différence de l'agent, de la dif-
» férence de la partie qui en reçoit l'impres-
» sion, de la différence des sympathies, et
» enfin de l'activité plus ou moins considé-
» rable dans tel tissu que dans tel autre. »
(Journal universel des Scien. méd., 3e année, nº 25, janvier 1818.)

Je le demande, que trouve-t-on réellement de plus dans ce passage, que dans celui de Cabanis? Rien autre chose, si ce n'est l'intention d'imposer par des phrases, de nous éblouir par des subtilités, pour nous entraîner à l'adoption de paradoxes qui forment les bases de la nouvelle section. Ce que dit ici le membre de cette section nous est connu; mais gardons-nous de le suivre dans les inductions qu'il veut tirer. Pour vous mettre en garde contre ses prédications, rappelez-vous qu'il nous a dit que, quoique *converti, il avoit encore quelques doutes à éclaircir*.

Dans le naïf narré qu'il nous fait de la marche qu'il a suivie pour revenir à la lumière, il a, ce qui est bien douloureux pour son cœur, immolé dans les ténèbres un grand nombre de victimes, et il n'a commencé à obtenir des succès, que lorsqu'il s'est relâché de sa manie de médicamenter, et qu'il est revenu à une méthode anti-phlogistique. Je ne veux point mettre en doute ses succès, mais il m'est permis de soupçonner l'infaillibilité de sa décision, lorsqu'il se croit dans le bon chemin, parce qu'il saute (1) à l'extrémité opposée à celle où il s'étoit tenu jusqu'à ce jour. Qu'il y reste. Pour nous, qui désirons éviter toute exagération, tenons un juste milieu afin d'entendre tout le monde, et sur-tout de profiter pour ne pas avoir d'amende-honorable à faire.

Il est à présumer que si ce médecin avoit aussi bien su pratiquer la bonne médecine, qu'il sait faire avec facilité et malignement une feuille de journal (sans méchanceté comme il le dit), il n'eût point eu besoin de M. Broussais pour lui apprendre que très-souvent une médecine modérément anti-phlogistique est très-avantageuse; et la juste application de cette méthode tout en ménageant

---

(1) *Scilicet nihil proclivius est hominibus, quàm, ut ab extremo errore aliquo refugiant, in alterum extremum currere.* (Morgagni, *de sedi. et caus. tome* 3, *Ep.* 49, *page* 7.)

sa sensibilité, qui doit être bien grande, si l'on en juge par son irritabilité, eût abrégé son apprentissage, et sur-tout diminué le nombre de ses victimes. Mais qu'il prenne garde; après s'être repenti d'avoir trop échauffé, en voyant la chaleur qu'il met à élever l'*illustre chef* de sa création, n'est-il pas à craindre qu'il n'aie dans la suite de légitimes motifs de repentir, pour trop rafraîchir.

Ne soyez pas trop docile à suivre les erremens de la secte qui aujourd'hui vous attire si fortement. Habitué à être poussé par le vent, vous vous laissez entraîner vers ce que vous prenez pour un *soleil* à son lever. Vous avez cela de commun avec les girouettes de toutes espèces, qui tournent et retournent de manière à nous étourdir. Je vous le conseille, résistez à la voix de l'*illustre chef;* car ce *géant* n'a enfanté, dans son ouvrage intitulé *Examen*, que le semblable du *ridiculus mus*, de la montagne en travail. D'ailleurs, songez qu'il vous seroit désagréable de vous mettre une seconde fois en frais de rhétorique pour nous phraser sur un ton pathétique, la narration de votre récipiscence ; et quoique la déclamation des hélas ! vous convienne passablement, c'est assez de nous avoir dit : « *Si* » *trop docile, hélas!* aux préceptes que dictoit

» la doctrine, j'employois les toniques, les » aromates, etc.; tout à coup *des accidens* » *désastreux* venoient me *punir* de ma *crédu-* » *lité! les remords* ont fait plus pour ma *conver-* » *sion* que les signes d'irritation que je voyois » si clairement chez la plupart de mes ma- » lades. J'adoptai donc la médecine anti-phlo- » gistique, et mes *succès* dès-lors ont justifié » mon *courage.* » Ah! j'admire la bonhomie avec laquelle vous nous faites votre confession? Non, mais j'admire l'adresse et la complaisance avec laquelle vous transformez votre ignorance en courage! Oh! je vois que vous n'avez pas oublié le *primo mihi,* en acceptant pour récompense de votre conversion, la charge de *grand encenseur* de la nouvelle secte; malgré cela vous êtes aussi prodigue d'encens envers les illustres, célèbres professeurs et premiers écrivains de l'époque actuelle, dont vous voulez faire des prosélites, en leur annonçant force délectation pour leur odorat, que vous l'êtes d'une causticité polémique envers ceux qui vous déplaisent. Mais je m'inquiète fort peu que votre mobilité vous porte à sauter avec facilité d'une extrémité à l'autre en louange comme en blâme. Mon odorat est un peu insensible, et mon ouïe ne sera pas désagréablement affectée par les criailleries. Cependant vous saurez que j'ai de l'encre dans mon écritoire ; mais de l'encre noire, Monsieur, et ainsi que vous le savez, le noir jeté sur l'objet le plus brillant, le tache et l'obscurcit. Aujourd'hui, il faut que je m'en serve dans un autre but; comme je suis ennemi de l'obscurité et des obscurans, je veux vous mettre en plein jour, et vous dégager de ce fatras de phrases entassées avec une fécondité qui vous a transformé en *orateur* de la nouvelle secte. Je vous dirai donc : mais arrêtons-nous, j'entends un de vos adhérens anonymes parler *de conscrit à peine admis dans les derniers rangs* (1). Cet amateur de tant de choses, répétera sans doute encore ses plaintes dans votre Journal universel de Médecine; mais que cet individu, lourdement

---

(1) Je crois pouvoir appeler individu un anonyme qui, ainsi qu'il le dit, *n'a pas l'honneur d'être médecin*. Cependant il nous apprend qu'il *est amateur de la belle latinité, un amateur désintéressé, et qui regarde la médecine comme une des sciences les plus intéressantes à cultiver, lorsqu'on peut se livrer à son étude sans en faire sa profession.* C'est donc ce particulier, qui nous expliquera sans doute, ce qu'il entend *par une des sciences les plus intéressantes dans la spéculation*, qui, après avoir assuré qu'il n'est pas médecin, vient appeler *conscrit*, un homme revêtu d'un titre légal après neuf

plaisant, combatte d'une autre manière, ou bien quoiqu'il traite une personne qui lui est supérieure par un titre légal, de conscrit, il nous portera à croire que lui-même, loin d'être un héros, un valeureux chevalier, n'est qu'un *Sancho*, qui tremble devant une lance. Qu'il se rassure le piteux amateur, nos lances ne sont pas aussi terribles que celles de ces hordes du Nord qui ont ravagé ma patrie. Mais m'ayant appelé *conscrit*, il se sera peut-être effrayé lui-même, croyant que les conscrits, dans la défense de la vérité, seroient aussi valeureux que ces conscrits qui, animés d'un saint enthousiasme, combattoient en héros pour la liberté constitutionnelle, l'indépendance et la gloire de notre patrie, et forçoient de regorger sous le joug les innombrables

---

années d'étude et de séjour dans les hôpitaux. Cet être mystérieux a voulu critiquer ma brochure intitulée *Opposition aux erreurs sur la Science Médicale*, dans le *Journal Universel des Sciences Médicales*, deuxième année, 18e muméro; il a trouvé très-mauvais et *très-inutile, l'expression de mes opinions politiques qu'il étoit bon de taire.* Quoi! quels sont donc ces êtres auxquels peut déplaire la manifestation des sentimens du cœur d'un jeune citoyen français, lorsqu'ils n'ont pour bases que l'amour de la patrie et l'attachement le plus sincère à la liberté constitutionnelle?

troupeaux d'esclaves des despotes coalisés contre la république française ; qu'il se rassure donc l'amateur, une foible plume est ma lance, les coups ne peuvent en être mortels, et si je parois viser au chef, il n'y a même rien à craindre pour la peau ; renverser le bonnet; mettre en évidence les longues oreilles; voilà tout ce que peut ma main inexercée. Oui, *M. l'Orateur de la secte*, les longues oreilles, et les vôtres même si votre ingénuité ne nous en avoit démontré toute la belle longueur. En effet, si leur pesanteur ne vous avoit pas obscurci le jugement, vous ne seriez pas venu, la conscience bourrelée, nous faire entendre *vos hélas ;* nous confesser *votre crédulité ;* nous peindre ces *remords poignans* qui ont tant fait pour votre *conversion ;* nous étaler *des succès* que vous regardez comme les résultats de votre *courage !* M. l'Orateur de la nouvelle secte, il faut bien vous le dire ; malgré l'abondance, la facilité et la malignité de vos phrases ; vous le voyez, vous avez fini par nous avouer, ce que nous soupçonnions depuis long-temps, qu'il y a au milieu de vos formes oratoires, un fond d'ignorance touchant la médecine pratique. Il eût certainement mieux valu, pour la conservation de ceux que gauchement vous avez envoyés *ad patres*, et dont les homicides vous causent tant de remords, vous appliquer à connoître et à pratiquer la bonne médecine clinique, au lieu d'abuser de votre facilité à fabriquer une feuille d'impression. Si au lieu de vouloir occuper les autres de vos écrits morcelés, vous vous étiez appliqué à la lecture et à la méditation d'un bon ouvrage de pratique, le nombre de vos *mauvaises fortunes* seroit moins grand. Si vous aviez eu connoissance des préceptes et des faits que je me permets de vous rappeler, vous n'eussiez pas donné (je ne dirai pas gratuitement), de l'*illustrissime* au chef de la réunion de quelques audacieux et anonymes, dont vous vous instituez le champion.

Que M. l'Orateur ait donc la patience de lire les précepte que lui remets sous les yeux un jeune conscrit; qu'il en fasse son profit; nous l'en prions pour le salut de ceux qui se laissant gober par ses phrases, auront la hardiesse de confier le soin de leur santé et leur vie à la mobilité d'une cervelle dans laquelle entrent avec tant de facilité les idées exclusives. *Il lui reste encore quelques doutes à éclaircir;* qu'il profite de ce moment de répit, pour rompre l'association qu'il a contractée avec d'ambitieux sectaires; qu'il le fasse pour le repos de sa conscience, sur-tout qu'il se donne de garde de seconder par ses phrases les intentions criminelles de son *illustre chef*, contre un de mes maîtres. Car alors nous lui appliquerions ces paroles de Sanctorius: *Hunc in modum thesaurum comparas? Non flore vel eloquentiæ fuco, ut credis tu, sed ut ego reor, verbis tuis sex-qui pedalibus, tuoque pharisaico supercilio, facieque illa tua vultuosa, quibus conculcas bonorum medicorum ingenia, fallis œgrotos et authoritate qua polles et non ingenii robore in vitium universam medicam physiologiam vocas, veritatem violando; gratia, gratia medicum socium obruendi, et conculcandi; ne tandem veniat illa dies, in qua lucrum meritò tibi arripiat: apage, apage hæc mendacia, quæ in populi prospectum perpetuo ejicis, alioquin vel brevi tibi polliceor fore, ut æterna apud manes te expectet pœna.* (Sanctorius. Meth. Vitand. Error. lib. 1, pag. 48.)

Mais ne nous éloignons pas de notre but; continuons de marcher contre les sectaires au pas de charge, car c'est ainsi que les conscrits français marchent le jour du combat.

Si vous eussiez eu présent à la mémoire, M. l'Encenseur, le peu de préceptes que je transcris, vous n'eussiez pas fait un si grand abus des *toniques*, des *aromates*, enfin de toute cette médecine incendiaire dont les *funestes résultats* se retracent si douloureusement à votre souvenir. En effet, Stoll ne nous a-t-il pas dit : *Febre nondùm determinatâ, ab usu remediorum heroïcorum abstineto : utere methodo solùm indirectâ, generali, adversùs symptomata generalia, eminentiora febris incognitæ. Indicatione incertâ, maneas in generalibus. Numquam aliquid magni facias, ex merâ hypothesi, aut opinione.* Stoll. Aph. 832.

Neque febre primùm incipienti *et* levi *remedia magna opponas, et ipso morbo majora.* Aph. 834.

Debilitas vitalis in principio febris, sponte orta, absque caussis cognitis debilitantibus, plethora; inflammatione maximè abdominali; *gangræna; saburrâ turgente; jacturâ humorum gastricorum per vomitum, secessum; sanguinis; hysteria; hypochondriasi*, etc. *Malignitas appellatur.* Aph. 670.

(Convulsio febrilis) in curatione priùs pervestiganda est causa singularis, et locus primariò affectus, undè convulsio ortum habet. Dein ocyùs medicamenta applicanda illa, quibus acre leniri, impactum resolvi, contractum laxari possit. Undè diluere, laxare,

revellere, lenire, ferè sanare solent convulsiones Hasce; nec unquam specioso antispasticorum titulo fides adhiberi debet. Aph. 722.

Hìc verò blanda farinosa, emulsa, tepida, potu, fotu, enemate applicata, nervina sint. Aph. 716.

Apparet quoque, quanti intersit, utramque speciem debilitatis accuratè distinguere, cum quæ in unâ prosint, in alterâ plerumque noceant: et cùm medicus nullo instrumento metiri vires possit, quantoperè ad laborandum sit illi, ut usù multo discat virium quantitatem justè æstimare : quàm rarus sit cardiacorum in acutis intellectus. Aph. 680.

Quare soporis, stupidis, deliris, quotidiè exploranda regio epigastrii. Aph. 510.

Ubi hæc in morbi exordia adsunt, erit malignitas vera, primaria : Rarus morbus. *Ubi vero synocho putri seriùs superveniunt, sponte, malâ medicatione, malignitas secundaria, spontanea, aut factitia : utraque non rara.* Aph. 674.

Vix non in omni febre (malignâ exceptâ), aut prodest, aut saltem non nocet, curam à methodo, plus minùsve antiphlogisticâ auspicari. Aph. 847.

Atque in omni phlogoseos concursu cum

aliis vitiis quibuscumque, prima ratio habenda est inflammationis. Aph. 848, etc., etc.

Enfin M. Fournier, car il faut finir par donner leur véritable nom aux choses, pourquoi n'avoir pas pris en considération les préceptes que nous ont tracés les médecins attachés à *l'empirisme éclectique*. Sims n'est-il pas un de ces maîtres qui valent bien les *théoriseurs*, et cet auteur n'a-t-il pas dit pour vous comme pour nous : « J'observerai que » dans toutes les maladies aiguës, quelque disposées qu'elles soient à devenir putrides ou » malignes, je n'ai jamais vu qu'une saignée » modérée et pratiquée assez tôt, fît du mal, » lorsqu'elle paroissoit indiquée par le degré » de fièvre ou des autres symptômes ; et j'ai » vu souvent des suites fâcheuses même » dans les maladies putrides, pour l'avoir négligée. Dès que j'aperçois, dans celles-ci, » quelques symptômes d'inflammation, je me » hâte toujours de les dissiper par la saignée, » le plutôt possible, sachant qu'on ne peut » combattre à la fois l'inflammation et la » putridité, et que le commencement est le » seul temps favorable à attaquer la première. »

Et le même Sims, en parlant de l'emploi des cordiaux, n'a-t-il pas écrit, pour vous comme pour nous : « Il faut mieux pécher » par trop de circonspection à les prescrire; » cette erreur tire moins à conséquence, et » je suis persuadé que la précipitation à les » donner, a tué mille fois plus de malades que » l'excès opposé. On peut établir pour prin- » cipe que dans les fièvres, il ne faut pas » juger de la foiblesse du malade par la sen- » sation qu'il en éprouve, ni par le pouls, » qui n'indiquent souvent que la grandeur de » la maladie, mais par la durée de celle-ci » comparée avec sa violence. Il faut aussi » avoir égard aux évacuations, s'il y en a » eu de fortes; la considération de ces cir- » constances sera le guide le plus sûr dans » la prescription des cordiaux. »

Sims nous fait observer : « qu'il n'y a rien » de plus dangereux pour les suites, que de » confondre cet abattement des malades au » commencement des fièvres, qui naît de la » seule oppression des forces de la nature » par la violence de la maladie, avec la foi- » blesse qui survient à la fin de ces mêmes » fièvres qui ont duré long-temps. Les causes » antécédentes indiqueront cette distinction; » et à leur défaut, le médecin apprendra » bientôt à le faire en examinant les divers » succès qui accompagnent le même traite;

» ment dans les deux périodes. » (*Sims*. Observ. sur les malad. épid., pages 112, 98.)

C'est dans le même sens que Joubert a dit : *Irritatio semper initio et in primâ morborum acutorum periodo adest, oppressio frequenter cum irritatione conjungitur, virium resolutio quandòque per accidens (si febres quasdam malignas excipias), ast sæpiùs in decursu, vel sub morbi finem contingit. Irritatio lenienda, seu vehementia symptomatum compescenda*, vires oppressæ sublevandæ, *exhaustæ restaurandæ.*

Notandum quod oppressio, cum adest initio morborum acutorum, irritationem larvat impetum morbi coercendo, et quasi concentrando, exinde symptomata mitiora apparent quàm reverà morbus sinit. Mais Joubert ajoute : *Item irritatio, si cum debilitate virium conjuncta sit, istam larvat, in quo casu si ad solam irritationem attendat medicus, et ejus compescendæ gratiâ copiosas sanguinis evacuationes instituat, ægrum certe jugulabit.* (Nicolas Joubert. *Dissertatio medica circà tres quæstiones ab academiâ divionensi propositas, quæ proximè accessit ad præmium an.* 1776.)

Enfin Sims fait une observation bien importante : « l'expérience et les descriptions des

» meilleurs auteurs, m'ont porté, dit cet
» écrivain, à croire que les fièvres nerveuses et
» les putrides et malignes ou d'hôpital, doivent
» leur origine à quelque vice qui se trouve
» dans l'estomac ou dans les intestins, chose
» à laquelle on n'a pas fait, ce me semble, as-
» sez d'attention dans leur traitement ». (*Sims*. Ouvrage cité, page 167.)

La section qui se donne le nom de physiologico-pathologique, dit prendre pour bases la physiologie et l'ouverture des cadavres; ainsi elle seroit mieux nommée *Physiologico-cadavêrique:* et d'ailleurs il est probable que sa pratique sanctionnera ce dernier nom.

C'est donc principalement d'après les résultats des ouvertures cadavériques, que se fonde la nouvelle section. Cette manière de procéder dans notre art n'est certainement pas nouvelle; et même l'abus que l'on veut en faire aujourd'hui ne l'est pas. Long-temps avant la formation de la section physiologico-cadavérique, plusieurs médecins s'étoient élevés contre les inductions exagérées que l'on peut tirer de ces ouvertures. Cabanis est positif sur ce sujet, lorsqu'il nous dit: « L'habitude de fonder les vues de physiologie et de pratique, moins sur l'observation du corps vivant dans l'état de santé et de maladie, que sur des descriptions anatomiques le plus souvent muettes comme le cadavre dont on les a tirées, et sur des idées mécaniques toujours séduisantes, parce qu'elles sont faciles à saisir; et souvent dangereuses, parce qu'on renonce avec peine à ce qu'on s'imagine voir et toucher distinctement : cette habitude, louable à d'autres égards, a fait rejeter, par les modernes, une foule de ces observations précieuses, faites autrefois, que la prévention les empêche d'apercevoir ou de vouloir reconnoître dans la pratique, mais qui frappent tous les yeux attentifs et libres de préjugés.

Le même écrivain dit, dans un autre endroit : « Ce que je dis ici des rhumatismes et et des rhumes, n'est pas moins vrai des catarrhes de la vessie et de ceux des intestins. C'est d'après les effets *du traitement*, et non d'après des *théories anatomiques* si souvent illusoires, qu'il faut juger de leur caractère. La méthode inverse, qui consiste à calquer les traitemens sur certaines apparences qu'offrent les organes après la mort (apparences qui peuvent dépendre de causes si variées), a toujours été depuis qu'on veut fonder exclusivement la pratique sur les dissections, la source de beaucoup de fautes et de malheurs. Bordeu s'étoit déjà plaint, et même moqué de cette habitude, où sont quelques hommes de l'art de voir des inflammations par-tout où se présentent sur le cadavre des injections sanguines et des rougeurs. *Antoine Petit*, l'un des plus grands praticiens de l'école de Paris, et qu'on ne peut pas soupçonner d'avoir méconnu la réelle et véritable importance de l'anatomie, s'en est expliqué non moins librement. Il est sûr que les injections sanguines, qu'on trouve souvent après la mort, à la surface ou dans l'intérieur de différens organes, sont loin de prouver toujours une inflammation préalable, souvent elles sont plutôt un symptôme de foiblesse et d'inertie, que d'accroissement maladif de ton et d'action, et lors même qu'elles sont la suite d'une irritation notable de la partie, il ne s'ensuit pas toujours, à beaucoup près, que cette irritation ait été vraiment inflammatoire, et que le système dit antiphlogistique ait dû faire la base du traitement. » (*Cabanis*. Observ. sur les Affect. catar., pag. 5 et 26.)

Tout ceci est positif ; ce n'est pas d'après la théorie que ces médecins parlent, mais d'après l'expérience. A cette occasion j'observerai qu'il se pourroit faire que l'inflammation que l'on trouve dans la fièvre antéro-mésentérique fût d'une nature approchant de celle dont parle Cabanis ; et dès-lors M. *Petit*, qui n'est point un praticien exclusif, aura eu, ainsi qu'il a effectivement eu, dans des cas bien marqués, des succès par la méthode tonique qui a réussi après que la méthode opposée, maintenue pendant un certain temps, n'avoit fait qu'aggraver l'état morbide. Au surplus, je dois à la vérité de dire que ce Praticien n'a pas l'intention que le traitement soit toujours le même et tonique ; car depuis cinq à six ans je le vois le varier, et souvent débuter par des sangsues à l'anus. Qu'il y ait dans le travail de M. Petit découverte ou non, il n'en est pas moins vrai que l'expérience a démontré à ce Praticien qu'il se trouve des états pathologiques dans lesquels la cause morbifique venant à agir lèse principalement la muqueuse de l'intestin et les glandes du mésentère qui correspondent ; de plus, que cette maladie traitée à propos comme inflammatoire cède, mais que dans d'autres circonstances, des faits pratiques l'ont contraint de suivre une méthode thérapeutique tout-à-fait différente, et qu'il l'a fait avec succès. Maintenant, que ces derniers cas soient les plus rares, qu'ils soient difficiles à constater, je le veux bien ; mais pour le moins qu'on laisse à M. *Petit* le fruit de son expérience, des succès qu'il n'eût cer-

4

tainement pas obtenu si, obstiné, il n'avoit voulu employer que la seule méthode antiphlogistique.

Les paroles suivantes de Bordeu sont bien remarquables. *Il faudroit*, dit cet écrivain, *pour bien connoître la fièvre, être bien instruit de l'inflammation et de ses effets; car l'inflammation accompagne bien des maladies, et en est la cause ou l'effet.* On diroit presque : voilà une phrase qui est de quelque écrivain qui ne voit par-tout qu'inflammation, et qui est fortement partisan de la nouvelle section. Il n'en est rien; car son véritable auteur, le savant Bordeu, ajoute immédiatement après : « Cependant il ne faut pas croire ou s'imaginer que l'inflammation se rencontre dans toutes les maladies. Cet excès auquel se sont livrés quelques modernes, pourroit justement faire douter s'ils n'ont pas été moins sages et moins heureux que les anciens sur le fait de l'inflammation elle-même, dont ils ont poussé trop loin la théorie, comme le traitement, et souvent aussi confondu les vraies indications curatives, se laissant ainsi surprendre par le faux éclat de leur savoir. Les maux qu'a causé de nos jours la doctrine dont nous parlons, sont assez connus. Afin d'éteindre la source de ces maux, notre première attention sera de ne point relever une foule de questions minutieuses, qui n'ont que trop grossi les écrits de Vieussens et de Chirac, maîtres fameux en cette matière, sur laquelle on pourroit dire que les philosophes se sont joués.

. Les œdèmes, les taches et les ecchymoses, qu'on trouve souvent dans les cadavres, ne doivent pas être constamment rapportés à l'inflammation. Pour ne pas se méprendre dans ces sortes d'ouvertures, il faut soigneusement laver les parties dans de l'eau; si après cela il reste des callosités, il n'y aura point à douter que l'inflammation n'ait existé, pourvu que les signes qui la caractérisent aient été observés dans le vivant. Mais si on ne découvre point de callosités, sur-tout dans les organes qui ne sont pas membraneux, l'on pourra croire que les engorgemens, s'il y en a, doivent leur existence au relâchement, et non à l'inflammation, ou à un surcroît d'action des parties affectées, ce qui doit être bien distingué, à cause de l'importante utilité qu'on peut en tirer tous les jours dans la pratique. (Bordeu, Malad. chro. pag. 85.)

Il ne sera pas inutile, dit le même *Bordeu*, d'avertir ici qu'il faut apporter bien des précautions dans les inspections des cadavres, et que rien ne paroît plus difficile que d'y découvrir ce qu'on cherche quand on est en garde contre les opinions communes. Il y a en effet bien de ces sortes d'inspections que l'impéritie, l'ennui et la précipitation rendent inutiles et absolument infructueuses; de sorte que plusieurs de ceux qui s'applaudissent de leurs découvertes en ce genre, deviennent la risée des personnes instruites, qui savent qu'il n'est rien de plus délicat en anatomie; et je ne crains pas de dire, *fondé sur ma propre expérience*, qu'il est plus aisé de faire une opération sur le vivant, que de porter un jugement solide d'après l'inspection d'un cadravre. Dans le premier cas, l'usage a déterminé certaines règles que l'on suit, mais dans le second, ces règles restent encore à tracer. C'est un Théophile Bordeu qui parle ainsi; pesez, jeunes gens qui vous laissez entraîner, cette autorité d'un savant qui s'est beaucoup occupé d'anatomie.

Un auxiliaire anonyme (pour ne pas dire un compère) de la nouvelle section, cherche dans le Journal Universel à diminuer la force de l'autorité d'Hippocrate, parce que, dit-il, cet auteur contient plus d'erreurs que de vérités (1).

(1) Voici les propres expressions de cet anonyme dans le *Journal Universel des Sciences Médicales*, 27e nu-

Le même individu voulant jeter du ridicule sur la juste appréciation que nous faisons de l'Oracle de Cos, appelle l'estime fondée que nous professons pour cet auteur, ainsi que pour Sydenham, Baillou, Stoll, etc., *un fol enthousiasme*. Mais que le travailleur à la feuille apprenne que ces véritablement *illustres* écrivains ne sont pas les tyrans de notre pensée. Si nous regardons Hippocrate comme le premier et le plus sûr de nos guides, nous sommes cependant éloignés de penser qu'on ne peut étendre ni modifier et même rectifier ses vues, car nous disons avec Galien : *philosophandum nobis primum est, si quidem Hippocratis verè sumus imitatores. Si illud fecerimus, nihil impedit quominùs non tam similes illi, sed et meliores illo evadamus, discentes quæ*

---

méro, page 327. « Dès qu'on porte la main sur *l'idole* » qu'ils encensent sans la connôître, à l'exemple des » esclaves de l'Asie, qui respectent d'autant plus leur » despote qu'ils le voient moins souvent, ils s'indignent » de tant d'audace, et s'il falloit *à ces aveugles admira-* » *teurs* d'écrits qui contiennent plus d'erreurs que de » vérités brillantes, etc.

Et dans la même page on trouve ce reproche qui nous est adressé. « D'un *fol enthousiasme pour Hippo-* » *crate, ils passent à une admiration non moins aveugle pour Sydenham, Baillou, etc. etc.*

benè illo scripta sunt, quœ autem supersunt ipsi invenientes. Nec veluti graculus aut corvus de verbis una disputandum, sed ipsa operum solerter indaganda est veritas.

Du reste, disons ici avec Théophile Bordeu : quant au petit nombre de sages, *rari nantes in gurgite*..... vraiment initiés dans l'art de guérir, et instruits de son étendue, pénétrés de son importance et de ses lois sacrées et invariables, amateurs décidés de la belle nature, ils ne perdront jamais de vue les peintures de Cos; ils les méditeront et les étudieront sans cesse pour se nourrir de ces vérités qui sont comme non-avenues pour tant de praticiens. (Recher. sur les malad. chron., pag. 4.)

Que les sectaires ajoutent encore, suivant leur bon plaisir, telle ou telle épithète injurieuse et grossière à la considération fondée que nous avons pour les travaux de Stoll, nous n'en dirons pas moins avec Gilbert : « les dogmes de la pathologie humorale, puisés dans l'observation, et consacrés par une pratique heureuse et sage, l'influence puissante des constitutions annuelles et du retour periodique des saisons sur la génération et la succession des maladies fébriles, voilà les fondemens de la doctrine de *Stoll*. Ce n'est point une théorie, un système ; les systèmes de médecine ont tous eu pour base une hypothèse ou une abstraction ; la médecine de *Stoll* repose sur des faits ; consultez ses Annales Cliniques. Quel homme mérita mieux de la science médicale ? qui donna jamais au jeune praticien des conseils plus sages sur la nécessité de se renfermer dans une méthode générale rationnelle, lorsque les indications ne se présentent pas clairement ? Qui défendit avec plus de sévérité de jamais sacrifier à l'hypothèse et à l'opinion ?

A la vérité, cette doctrine nécessitoit un travail assidu ; en rappellant la médecine d'Hippocrate, elle imposoit la loi de ne jamais s'écarter des traces de ce grand homme ; mais en même temps elle fatiguoit les esprits paresseux, dégoûtoit les esprits superficiels : ces difficultés conservèrent à la théorie Boerheraavienne un grand nombre de prosélytes.

Il est probable que ce sont les mêmes motifs qui procureront quelques partisans à la nouvelle section phyiolosico-cadavérique *qui voit incessamment grossir le nombre de ces membres*, si cette prophétie d'un ardent et chaud, mais très-mobile et très-irritable prédicateur de la nouvelle secte s'accomplit.

Que les sectaires traitent, s'ils le veulent encore, la juste appréciation que nous savons faire de *Baillou*, *d'aveugle admiration*, nous n'en dirons pas moins avec *Bordeu*; il faut étudier les ouvrages de *Baillou*, ce disciple d'*Hippocrate* qui a fait tant d'honneur à la faculté de Paris. Il s'est ressenti de la fureur des chimistes et de la prétendue réforme faite par les partisans de la circulation. Sydenham a été mis avant lui, et Sydenham perdra cette place. *Chirac* avoit fasciné les yeux des Médecins français qui commencent à revenir sur leurs pas. *Baillou* reparoît avec plus de gloire que jamais; M. *Tronchin* a fait réimprimer ses ouvrages auxquels il a joint une préface qui en fait l'éloge. Il n'a donc pas cru que *Baillou*, fût condamné à l'oubli dans lequel de grands traités, qui ont tout envahi, sembloient devoir le faire tomber. Le suffrage de M. *Tronchin* fait honneur à notre médecine. Il arriva parmi nous pour partager nos travaux; c'étoit un citoyen sur lequel la France avoit toujours eu des droits. Il se rendit à la patrie de ses pères; il y trouva parmi les élèves des deux premières facultés du monde, des enfans et des amis de *Baillou*; des ennemis déclarés de ces sectes impérieuses et hautaines qui naquirent dans des temps malheureux. Il y trouva enfin des Savans occupés à combattre l'ignorance et les préjugés; ainsi que ces êtres bas et pourtant sourcilleux, qui en auroient imposé, si l'on n'eût décelé leurs complots odieux : puisse son opinion faire goûter de plus en plus la manière de notre *Baillou*, qui ne cessera jamais d'avoir des partisans dans la faculté de Paris, et dans celle de Montpellier! Tels sont, et je ne crains pas d'être démenti, les sentimens et les vœux des membres légitimes de ces deux facultés. (Traité du Tissu muqueux, pag. 200.)

L'ambition des réformateurs, des chefs de sectes, des anonymes, *des grands théoriseurs*, tentera en vain de déprécier les travaux des Anciens, qui ont reçu la sanction des siècles ; car ainsi que le dit de Seze, dans les sciences qui ont pour base l'observation, les travaux des hommes qui s'y sont consacrés les premiers, ont presque toujours été les plus utiles et les plus durables; leur esprit n'étoit point préoccupé de systèmes, il ont suivi la marche de la nature, et ils l'ont bien vue parce qu'ils ne se sont occupés que de la voir ; le nombre et la nouveauté des phénomènes, satisfaisoient leur curiosité inquiète;ils n'employoient pas encore l'activité de leur imagination à combiner des théories qui pussent les expliquer tous. La Médecine alors étoit simple ; elle se bornoit à retracer un tableau fidèle des maladies, des mouvemens irréguliers qui en étoient la suite, et des efforts plus ou moins heureux que la nature employoit pour leur guérison. Hippocrate, dans ses livres des *Epidémies*, ne dit pas ce qu'il a pensé mais ce qu'il a vu ; dans tous ses ouvrages il est observateur, rarement théoricien. C'est par-là qu'il a mérité d'être le législateur de l'art, et que ses écrits immortels sont devenus le Code des médecins qui aiment mieux guérir que d'abreuver leur imagination à toutes les illusions mensongères de la théorie. (De Seze. Recher. sur la sensibilité. Dis. prél.)

Si l'autorité d'auteurs respectables ne suffit pas pour vaincre et détruire les préjugés qu'on se plaît tous les jours à renouveler, et pour dessiller les yeux de ceux qui adoptent étourdiment les nouveautés qui leur paroissent simples ; si l'on aime à montrer un esprit aussi orgueilleux que paradoxale, je saurai braver la ligue des sectaires (1); et ma satisfaction intérieure m'encouragera dans les efforts que je fais pour arrêter l'influence pernicieuse

(1) *Indoctiorum et insipientum pseudodoxias epidemicas secure sperimus, rumoresque loquaculi popelli.*

Omnes unius æstimamus assis. (*Verlhof observ. de feb. page* 220.)

d'idées paradoxales. Je le confesse, si c'est un scrupule et un vice de vivre affranchi de l'esclavage, de tout esprit de secte et de l'influence de toute hypothèse ; de mettre tout dans la balance ; de n'adopter que ce qui est conforme à l'expérience et à la raison ; de rejeter soigneusement tout ce qui n'est qu'opinion, persuadé, comme le passé le prouve, qu'elle est une source féconde en disputes pernicieuses dans la pratique, je suis et serai toujours coupable.

Disons enfin, par rapport aux prétentions de la nouvelle section, ce que Franck disoit en parlant des opinions de Brown. « Si la nou» velle doctrine est soumise à une rigoureuse » analyse, si l'on a soin de publier successi» vement, et avec impartialité, les faits qui » lui sont favorables ou contraires ; si l'on » discute avec calme les opinions, et spéciale» ment celles des hommes impartiaux, nous » saurons bientôt, avec certitude, si cette » doctrine est admissible, et jusqu'à quel » point elle peut nous guider dans le traite» ment des maladies. » Je parle ainsi d'après Franck, afin de ne pas paroître obstiné dans mon opinion, qui est, d'après une entière conviction, que la cause de la nouvelle section française est déjà jugée par les faits d'une pratique de plusieurs siècles (1). Je dois le dire, si l'on suit la marche indiquée par Franck, quelque avantageuse qu'elle paroisse pour conduire à la vérité, il est à craindre que le résultat n'en soit le même que pour la méthode de Brown. Les médecins attachés aux idées du réformateur écossois, ont entassé des faits en si grande quantité dans divers écrits périodiques, que si on les remettoit sous les yeux des élèves qui se croient entraînés

---

(1) En effet, ou le chef de la section physiologico-cadavérique avouera qu'il n'a fait que sanctionner l'expérience des anciens, et qu'il n'a pu que l'éclairer en se servant des découvertes modernes; alors il confessera qu'il avoit élevé ses prétentions trop haut : c'est ce que nous voulons. Ou bien, s'il s'obstine à vouloir faire croire à ses prosélites qu'il s'est frayé de nouvelles routes opposées à celles que l'on a suivies jusqu'à ce jour, il est aussi nécessaire pour notre conviction, qu'indispensable pour l'acquit *de sa dette envers l'humanité* (comme il le dit), qu'il publie l'ouvrage qu'il a promis. Là nous verrons, sans doute, marquées d'une manière distincte les limites rétrécies qui ont circonscrit le champ de la science dont le sol a été ingrat et très-mal cultivé, jusqu'à la bienheureuse apparition du grand *théoriseur !* et il nous faut espérer que, déchirant enfin totalement l'épais voile qui nous intercepte la lumière, il se montrera dans tout son éclat! et qu'il fera découvrir à nos

seulement par l'expérience, tandis que c'est une trompeuse simplicité qui les éblouit, ils balanceroient et se trouveroient flottans, et attirés tour-à-tour vers les deux extrêmes. Ce n'est pas seulement par des expériences faites exprès que l'on peut, suivant moi, établir en médecine-pratique, d'une manière stable une opinion, à la différence des sciences physiques. Si ce principe étoit faux, toutes

---

foibles vues les jalons qu'il a posés sur les bords de son moderne empire afin de, retracer, de nouveau, les limites qu'il a tant reculées de la science. En deux mots, la cause de la nouvelle section me paroit jugée, parce que chacun peut facilement apprécier la prétention de vouloir se faire passer pour le créateur d'un art fondé après tant de siècles d'expérience. 2° Ou la nouvelle section se trouve opposée à l'expérience des anciens médecins, observateurs de tous les temps et de tous les pays; et dès-lors chacun peut facilement apprécier le degré de confiance qu'il doit accorder à une pareille jactance. 3° Ou bien enfin, si les prétendues découvertes de la nouvelle secte sont parfaitement connues des médecins attachés à *l'empirisme-éclectique*, ainsi que nous le démontrerons dans la deuxième partie, il est donc clair que tout le grand bruit fait par les modernes sectaires, se réduit à avoir rappelé, mais outré quelques vérités connues, en avilissant l'art, et en calomniant d'honorables médecins et le tout, pour faire tapage, et fixer les regards.

les opinions bizarres, les idées paradoxales qui sont presque par myriades dans notre art, seroient donc des vérités; car leurs auteurs ont toujours eu soin de faire sonner bien haut des observations, leur expérience propre? Quelque singulière que me paroisse une opinion qui vient à ma connoissance, j'en tiens compte (1). Mais il n'y a en médecine de vérités, pour moi, que celle qui est établie suivant la méthode hippocratique; et ce n'est pas d'après sa seule expérience qu'Hippocrate a rédigé ses oracles. En effet, ainsi que le dit Lind, nous ne saurions acquérir des connoissances en médecine, que d'après une suite d'observations, à laquelle nous pouvons ajouter notre propre expérience, celle de tant de médecins qui nous ont précédés, et celle de ceux qui pratiquent aujourd'hui dans différens climats : ayant soin de bien distinguer les vérités expérimentales de tout ce qui n'est qu'hypothèse.

A l'aide de ces notions sur les découvertes ou les progrès qui auront été faits de siècle en siècle, et dans les divers pays, d'après une

---

(1) *Veritates certas à conjecturis dubiis, et quæ certi speciem habent, exquisitè dirimere conor.* (*Werlhof obser. de feb. P.* 321.)

observation réfléchie de la nature et des maladies, l'esprit se nourrira de vérités expérimentales et de faits observés ; et un médecin, formé sur de tels principes, sera en état de saisir avec sagacité et avec avantage, les opérations de la nature et les phénomènes des maladies, soit dans les différentes formes, sous lesquels ces dernières peuvent se montrer, soit dans ce qu'elles peuvent éprouver tant de l'influence des climats, de la succession des saisons qui forment les constitutions médicales, que de celle des tempéramens et de l'opération des remèdes. (Lind. Mém. sur les fièvres, pag. 132.)

Je rappelle que Franck le père, donnant aux ardens partisans de Brown, à la tête desquels se trouvoit son fils, les plus sages avis, terminoit par ces paroles, qui peuvent dans cet instant servir d'avertissement à plusieurs personnes : *Cautè incede, latet ignis sub cinere doloso* (1).

---

(1) Un médecin appelé médecin de l'eau, parce qu'il en faisoit son seul et unique remède, eut, dit Thiery, lors de mon arrivée à Madrid, une fort grande vogue. Je tirai son horoscope, et je dis publiquement que s'il choisissoit ses malades, et ne soumettoit à sa méthode que ceux qui pouvoient en être susceptibles, il se feroit

DEUXIEME PARTIE.

Les prétentions de la nouvelle secte combattues par les faits.

C'EST principalement, pour ne pas dire presque toujours, dans l'estomac ou les intestins, que M. Broussais voit la douleur se manifester. A l'entendre, on pourroit croire que jusqu'à lui la lésion de ces organes avoit été inaperçue,

---

une réputation solide; que si au contraire il appliquoit à tous indifféremment cette espèce de traitement, ou plutôt ce genre de torture, il se perdroit indubitablement, et seroit obligé de sortir de Madrid avec l'indignation des uns, et la risée des autres. Pronostic qui se vérifia au bout de deux mois. (Thiery, Obs. de physique et de méd. tome I, page 59.) Avis aux gens prévenus et exclusifs, et même à M. Broussais, car quelques faits tels que celui que nous a fait connoître le docteur Dardonville, sont bien plus propres à démontrer l'obstination exclusive du chef de la nouvelle section, qu'à le rendre illustre.

et que la puissance de la grande influence sympathique de ces parties sur le reste de l'économie lui étoit réservée. Mais qu'il se trompe, et que ceux qu'il entraîne sont dans l'erreur, s'ils croient que les médecins, avant que l'oracle du dix-neuvième siècle n'eût parlé, n'avoient pas su considérer pathologiquement et physiologiquement cette importante région épigastrique !

« L'école empirique de France, dit un des » prédicateurs de la section physiologico-cada- » vérique (Journal universel), n'a rien écrit, » ni rien enseigné sur l'influence de la dou- » leur dans l'état de maladie ; mais M. Brous- » sais a traité ce sujet d'une manière neuve » et lumineuse. Ce professeur a prouvé que la » douleur est le principal agent des phéno- » mènes morbides, et qu'elle les développe » par la loi des sympathies ; qu'elle est le sti- » mulus par excellence de l'économie animale, » lorsque cette économie est dans l'état patho- » logique, tandis que le plaisir joue le prin- » cipal rôle dans l'état physiologique de notre » organisation. »

Vous le voyez, lecteurs, toujours l'intention d'abaisser le savoir des médecins attachés à l'expérience, et qui savent apprécier les phrases des *théoriseurs*. Apprécions donc celles de la section physiologico-cadavérique, qui définit la douleur *une irritation*; car M. Broussais emploie le mot *irritation* pour exprimer en général la souffrance d'un organe qui jouit alors d'un excès de vie, et qui en jouit aux dépens des autres organes, etc. (Journ. univ.). Cette espèce de définition de la doulenr n'est certainement pas nouvelle; car Marc. Ant. Petit a dit : *La douleur est facilement productrice*, et sa cruelle fécondité coûte souvent bien des pleurs : née d'une première irritation, elle devient elle-même un irritant plus fort, qui répète, en se réfléchissant, le sentiment aigu qui la caractérise, jusqu'aux distances les plus éloignées. (Méd. du cœur, pag. 210.) Giannini parle positivement *de la force débilitante de la sensation douloureuse dans les inflammations*, et je trouve dans son ouvrage sur les fièvres les propositions suivantes, qui me paroissent avoir été une des sources *des idées lumineuses et toutes nouvelles de M. Broussais.*

Il n'est donc pas vrai, dit Giannini, qu'il y ait *soif sthénique et soif asthénique*. La soif comme telle est toujours *sthénique*. *Ce raisonnement se trouve applicable aux autres symptômes* (de la fièvre.) Ainsi, il ne sera pas nécessaire de le répéter. Il n'est pas plus vrai que la simple foiblesse puisse produire la soif, si à la foiblesse ne succède pas un *orgasme* qui, pareillement, est propre aux maladies inflammatoires, il n'y a point de soif; c'est une preuve que la soif (et les autres symptômes de la fièvre), tiennent à un état d'*excitement augmenté*. Donc là où il y a soif (ou un autre symptôme de la fièvre), il y a toujours un excitement à abattre. La distension est toujours la cause prochaine de la douleur; il n'y a point de douleur par simple foiblesse, ou pour mieux dire, la foiblesse n'est jamais *la cause prochaine* de la douleur. Ainsi la douleur est constamment un symptôme de réaction.

La *distension* opérée sur les nerfs, produisant la douleur, peut reconnoître diverses causes cachées, ainsi que nous le verrons en parlant des maladies particulières; mais la plus ordinaire est probablement dans le sang artériel qui distend excessivement le nerf, soit que la simple affluence du sang soit plus considérable qu'il ne faut, et donne lieu à une *distension* passagère, soit que son abondance extrême produise une *distension* constante, soit enfin que le développement morbeux du calorique y contribue plus que tout autre cause. L'anatomie la plus déliée vient à l'appui de cette opinion : il n'y a pas de tronc nerveux, de filamens nerveux, qui ne soient accompagnés de leurs artères. Elles les pénètrent avec tant de constance et en si grande quantité, qu'on pourroit dire que le nerf est plutôt composé de vaisseaux, que de substance proprement nerveuse. Les dernières tables de l'ouvrage de *Reil* le démontrent avec évidence ; d'après une pareille structure, je raisonne ainsi : là où l'excitement vital du nerf est égal à l'affluence du sang de ses artères, l'état de santé existe ; là où la force vitale du nerf vient à diminuer, par quelque cause que ce soit, et que, conséquemment, sa sensibilité est augmentée, l'action de ses artères s'accroît, le *nerf est distendu*, *la douleur naît.* La douleur nerveuse, dans le sens pris jusqu'à présent, n'existe donc pas par une pure foiblesse du nerf, par *défaut de stimulus.* Cela s'accorde avec le principe déjà établi, que sans stimulus, il n'y a point de sensation. L'indication curative, pour détruire la douleur comme symptôme, est toujours de faire *disparoître la distension.* Pour qu'une partie donnée s'enflamme, il est nécessaire que, plus qu'aucune autre, elle ressente l'action des stimulus. (Giannini. *De la nature des Fièvres*, *tom.* II, *pag.* 5, 9, 12, 26, 28.) Après la connoissance de ces divers passages, à quoi servira que M. Broussais vienne nous dire : « Examinons présentement ce qui arrive » quand les causes d'excitation ne produisent » pas les phénomènes de l'inflammation. Lors» qu'elles opèrent sur le système nerveux, » il n'est jamais isolément affecté ; *c'est dans* » *ces expansions qui s'entrelacent* avec les ca» pillaires sanguins, lymphatiques, sécréteux » et autres, que les mouvemens morbides ont » lieu. Ce fait est prouvé par l'augmentation » d'action qui se remarque dans ces vais» seaux, quelle que soit la région du corps » affectée de névrose. » (*Ouvrage cité, p.* 445.)

Occupons-nous, dit Bordeu, des causes prochaines et immédiates des maladies, et des lésions réciproques entre les organes. De tous temps les médecins cliniques sont convenus que l'estomac et les viscères circonvoisins sont les organes les plus féconds en maladies. Il y en a peu, en effet, où l'estomac ne joue au moins le second rôle, et dans lesquelles il ne devienne bientôt principal acteur, à cause de la correspondance qu'il a avec toutes les parties. Correspondance prouvée par une foule de faits dont nous avons rapporté une partie ailleurs, et dont l'autre partie est assez connue; c'est pourquoi les médecins, dans le traitement des maladies, s'appliquent sur-tout à bien connoître l'état de l'estomac, et ne comptent sur la convalescence que lorsque ce viscère est bien rétabli. C'est d'après ces vérités connues, qu'*Horace* a dit que Prométhée avoit pourvu l'estomac d'une faculté merveilleuse ; que Galien a regardé cet organe comme l'entrepôt de l'action des autres parties; et que *Van-Helmont* l'a considéré, non point, dit-il, à la façon de *Galien*, comme un sac ou un vaisseau destiné à cuire les alimens, mais comme un organe vivant, qui, de même qu'un animal, goûte, flaire et a divers appétits, ainsi que ses dégoûts, qui sont quelquefois tels, qu'un homme aimeroit mieux mourir que d'avaler une seule bouchée d'un aliment que son estomac abhorre. Voyons maintenant comment les affections de l'*estomac en peuvent causer dans les autres organes; comment ces dernières deviennent idiopathiques, de sympathiques qu'elles sont d'abord. Il est surtout bien nécessaire de remarquer la durée des maladies sympathiques, afin de les connoître quand elles sont devenues idiopathiques.*

Quelle est la cause de cette influence de l'estomac ? L'économie animale si nous la consultons, nous l'apprendra, les nerfs de l'estomac et des intestins fournissent cette cause. Les nerfs appelés *nerfs gastriques*, se distribuent à toutes les parties du corps ; ils peuvent, par conséquent, porter les plus grands désordres dans celles qui sont les plus éloignées de l'abdomen. *Telle est l'origine vraie de presque toutes les maladies, l'action lésée des nerfs gastriques, origine qu'on peut reconnoître par l'inspection des maladies, et en méditant sur les observations des praticiens.*

Quelle que soit donc la cause qui agace et irrite les membranes des intestins, ou tout autre viscère de l'abdomen, soit un œdème ou un érysipèle, soit une matière muqueuse et épaisse, qui tapisse leurs cavités et les obstrue ; elle change l'ordre de leurs mouvemens, et celui des humeurs qui y circulent.

Les nerfs de ces parties, dont l'anatomie n'a encore démêlé qu'imparfaitement l'enchaînement merveilleux, *étant irrités par les causes mentionnées, il peut se faire que le désordre entraîne celui de tous les organes de l'abdomen, et tous les autres organes avec lesquels elles sympathisent.* C'est ainsi qu'un jeune arbrisseau qui est couvert de neige, se sent pressé jusqu'à la moindre de ses parties, et que quand on détruit quelques-unes de ses racines, les feuilles correspondantes se flétrissent.

Une des principales causes prochaines des maladies, et que l'on peut apercevoir, *est le vice des organes de l'abdomen, qui se communique à toutes les parties du corps, et à sa circonférence, par le moyen de leurs correspondances réciproques, et soit qu'il y ait augmentation ou diminution dans les mouvemens.*

On s'est cru obligé d'insister sur l'action des régions précordiale et épigastrique, mieux connues des anciens philosophes que des médecins, et que *Van-Helmont* regarda comme le trône de son *grand archée ;* nous y plaçons le siége, l'aboutissant, l'appui de presque tous les efforts corporels, de presque toutes les sensations, le jeu et les orages des passions, les effets de divers appétits, ceux de tout ce qui s'avale et va se rendre à l'estomac. Ces régions sont le foyer des maladies *épigastriques*, *diaphragmatiques*, *trachéales*, *stomachiques*, plus ordinaires qu'on ne peut le dire : elles forment un centre non moins remarquable que la tête, pour le cours et le développement des forces nerveuses qui sont toujours, plus ou moins, dirigées vers la région épigastrique et la précordiale : fait important méconnu des anatomistes, mais prouvé par le sentiment de ceux qui savent se consulter eux-mêmes, et explicable par la *singulière allure des nerfs épigastriques.*

Les exemples que nous venons de citer, et beaucoup d'autres que nous pourrions leur associer, ne prouvent-ils pas qu'on doit chercher la source de presque toutes les maladies dans l'étendue du domaine de l'estomac? Ils le prouvent sans doute, et la chose sera parfaitement confirmée par la suite. Il y a des maladies de l'abdomen qui s'y bornent entièrement, ou y sont circonscrites, ou bien qui n'affectent les autres parties que sympathiquement. De ce nombre sont les digestions laborieuses, les indigestions, vraies fièvres stomacales qui sont très-communes, et forment une classe fort nombreuse: ces maladies, dis je, se terminent ou finissent dans l'abdomen même, et *quelquefois aussi elles se jetent sur d'autres parties.* On ne peut guère distinguer les trois temps dans les fièvres purement stomacales : le troisième temps, celui de l'évacuation, peut seulement y être bien aperçu, parce qu'alors l'effort est toujours général; quand une de ces fièvres se change en une autre maladie, elle a fini son premier temps, et devenue alors idiophatique, ou propre à l'organe qu'elle affecte secondairement, soit qu'elle soit inflammatoire ou non inflammatoire, elle parcourt ses temps ordinaires avec plus ou moins de véhémence, suivant la nature de l'organe affecté, et le degré d'affection. Aussi la fièvre stomacale simple, la pectorale, la capitale, la cutanée, l'auriculaire, peuvent chacune en particulier émaner de la même source, ou d'une seule et même affection. De cette théorie naît une division féconde des maladies, tant chroniques qu'aiguës, qu'une observation exacte fait connoître, et qui mérite de grands égards dans la pratique.

Bordeu revient fréquemment sur l'importante influence des organes digestifs. Il nous dit, à la page 142, les médecins cliniques n'ignorent pas la grande sympathie qui règne entre l'estomac et le cœur. Il seroit fort à souhaiter que quelqu'un donnât la théorie du pouls, en s'étayant sur ces observations et autres semblables. Certainement le cœur se ressent des changemens qui se passent dans l'épigastre ; car, outre que le pouls souffre différentes modifications pendant le travail de la digestion, le cœur lui même bat souvent irrégulièrement dans beaucoup de personnes, sur-tout si la digestion est un peu laborieuse : mais puisque les organes de la digestion produisent des changemens très-remarquables dans l'action du cœur, l'on peut tenir pour certain qu'ils en produisent aussi dans toutes les autres parties, c'est-à-dire, que toutes les parties du corps empruntent de ces organes, plus ou moins de leurs forces et de leurs mouvemens, et *qu'on doit estimer dans le même rapport leur état sain et leurs lésions*.

A la page 220, Bordeu dit encore : Le rhumatisme, comme nous l'avons dit plus haut, vient souvent de l'estomac : des poisons ou des vers logés dans ce viscère, causent également une foule de convulsions et de paralysies ; de manière qu'on ne sauroit douter qu'il existe une espèce de paralysie purement stomacale.

Ainsi remarque-t-on des femmes, dont le cerveau est sain, devenir paralytiques des extrémités inférieures, par l'effet d'une cause placée dans l'abdomen. Il y a donc deux espèces de paralysies, l'une convulsive et guérissable qui naît de l'estomac et des intestins ; et l'autre, plus dangereuse, qui provient de la gêne du cerveau, et de ses moëlles. Il est très-important de se souvenir que les maladies idiopathiques ont quelque chose de sympathique, et qu'il n'y en a presque aucune qui ne porte le trouble dans les fonctions de l'estomac. Qu'*aussi le travail de l'estomac influe singulièrement sur toutes les parties, et, par conséquent, sur celle qui est devenue le siége d'une affection. Ces changemens, produits par l'estomac sur une partie idiopathiquement affectée, ne doivent jamais être perdus de vue, afin d'y pourvoir préalablement, ou en même temps qu'on remédie à la maladie principale.* (Bordeu. Maladies chroniques, Passim.)

Médicus, intitule le paragraphe 102 de son ouvrage sur les maladies périodiques, de la correspondance des premières voies avec les autres parties du corps. Cet auteur dit : C'est de la correspondance de l'estomac et des intestins, avec les autres parties du corps, que dérivent les maladies périodiques. La pratique et l'ouverture des cadavres, m'ont prouvé que c'est le plus souvent dans ces viscères, et non dans la partie affectée de la douleur ou du désordre, que réside la cause visible de la maladie. Les parties du corps humain sont toutes liées les unes aux autres, de manière à ne former qu'un système ; moyennant cette liaison, les parties les plus éloignées peuvent correspondre avec celles où se manifeste la douleur, ou l'effet de la cause cachée dans une autre ; et c'est ainsi que survient le changement du local souffrant, quoiqu'il n'y ait pas de cause vraiment idiopathique qui l'affecte. *La fibrille nerveuse la moins considérable en apparence, violemment entreprise, communique un ébranlement général à tout le système, et l'harmonie en est totalement confondue. Mais je dois m'arrêter particulièrement à la correspondance que l'estomac et les intestins ont avec toutes les autres parties du corps.* Cette influence se manifeste par nombre de faits. L'estomac et les intestins sont-ils vivement affectés, on voit le philosophe cesser de penser ; l'homme le plus fin devient stupide ; le plus courageux un lâche ; le plus joyeux, sombre et taciturne ; la vue la plus perçante s'obscurcit ; l'homme le plus éloquent a la langue glacée ; l'ouïe la plus fine devient dure ; la beauté la plus attrayante est flétrie : je pourrois rassembler ici nombre d'autres preuves de cette sympathie que l'estomac et les intestins ont avec le reste du corps : mais c'en est assez pour mes vues.

Si je voulois, ajoute Médicus, me livrer à une conjecture, j'oserois avancer que l'on ne doit chercher la cause primordiale des retours de ces maladies périodiques et des intervalles libres qu'elles laissent, que dans la structure de l'estomac et des intestins, et dans l'usage réitéré des alimens solides et fluides que l'on prend. Ces alimens qui contiennent des parties terreuses et pénétrantes, laissent aussi dans les premières voies des reliquats que la nature ne peut pas toujours réduire, ni assimiler au véritable caractère du fluide nutritif, que nous appelons chyle; au bout d'un certain période, la nature trop surchargée ou trop irritée de la présence de ces matières, fait un effort plus ou moins préjudiciable au reste de l'économie animale, pour se dégager de ce qui moleste les premières voies. *Le mouvement sympathique se communique plus loin, selon la correspondance des parties, en raison de la quantité ou de l'activité des matières offensantes et de la force vitale des parties correspondantes.* C'est ainsi que les alimens fluides et solides répandent secondairement le trouble dans l'économie animale. Je pourrois appuyer ces réflexions par une suite d'autres raisonnemens aussi bien fondés, si elles n'étoient suffisantes pour ceux qui ont les premiers aperçus de l'économie animale; mais c'est assez de ces conjectures. »

S'il paroît étonnant, dit le professeur Richerand (*Nouvelles recherches sur la fièvre bilieuse*. Mém. sociét. méd. d'émul., tome 2, page 22), que des causes dont l'action est presque entièrement locale, produisent une maladie aussi fréquente que la fièvre bilieuse, que l'on réfléchisse un moment à l'importance des organes dans lesquels *réside l'irritation morbifique*, *à la sensibilité* exquise dont ils sont doués, à leurs connexions sympathiques avec d'autres organes destinés aux fonctions essentiellement vitales. Le même professeur observe que les ouvrages de Stahl, et ceux de ses nombreux disciples, renferment une foule de faits curieux sur les rapports sympathiques qui lient si étroitement les organes épigastriques à toute l'économie. Mais tous ces faits se sont multipliés depuis les découvertes modernes sur l'irritabilité et la sensibilité! il étoit naturel que l'école au milieu de laquelle la plupart de ces découvertes sont nées, pour ainsi dire, entre les mains d'Haller, en poursuivît les applications avec plus de zèle, et cherchât à les étendre par des observations plus répétées. Aussi, a-t-on vu sortir de Gœttingue plusieurs dissertations, estimées sur cet objet. Nous nous bornerons à citer quelques-unes de ces dissertations les plus communes.

Celle de Moll: *De Apoplexiâ biliosâ*. De Khen: *Mirum caput inter et viscera abdominis commercium*. De Heyneken: *De Morbis nervosis precipuè et abdomine nascentibus*.

Ajoutez aux divers passages cités et à ces

ouvrages la dissertation de Stoll, intitulée : *De Phrenetide*, qui contient les meilleures choses touchant le sujet qui nous occupe, et vous aurez un ensemble de doctrine auquel M. Broussais ne nous semble avoir rien ajouté, et c'est sans doute parce qu'il s'imagine que nous n'avons pas connoissance de tous ces travaux, qu'il veut établir son trône à la place de l'Archée d'Helmont.

Ce qui est assez singulier (n'en déplaise à M. Broussais), c'est que les Browniens ont su apprécier cette correspondance de la région épigastrique, avec le reste de la machine, et son influence dans l'état pathologique. En effet, Brown dit : La gastritis est une maladie locale, produite sur tout par des agens mécaniques, tels que des écailles de poisson, de petits morceaux de verre, etc. ; de leur action, attendu la grande sensibilité du viscère lésé, naît une affection universelle, *un tumultus toto corpore diffusus*, accompagné de douleur, d'une sensation de chaleur, de mal-aise, d'un pouls foible, fréquent, accéléré et dur cependant. Comme la maladie ne dépend point d'un excitement augmenté ou diminué, elle n'est point susceptible du traitement qui convient aux maladies universelles. *Cum hic localis morbus sit, et non, communio instar, ab aucta aut imminuta inci-*

tationepeudeat; igitur his conveniens medendi consilium, scilicet, auctam imminuere, imminutam augere incitationem, neutiquam ei convenit. Contra, nisi communis morbus forte conjungitur, nihil aliud faciendum, quam ut, blandis mulcentibus liquoribus immissis, tener locus à rudi contactu defendatur, et tempus, quo inflammatio cursum peragat, detur; et pulsus tales evadunt, quales relati, propter ea quod, omnis rudis, fixi et permanentis stimuli, proprium est, debilitare, eoque magis, quo plus incitabilitatis inest. Hinc in exterioribus corporis locis, minus incitabilitate præditis, inflammatio satis magna, minimè pulsus, minimè corpus communiter, tangit; cum tamen ibidem, si quis sensibilior locus est, ut ustione latius delata, item insinuata infra ungues violenter spina, par ubique corporis tumultus suboriatur. (Brunonis. Elem. Med., §. DCCV et DCCVII)

« Il est bien constant, pour tout observa-
» teur judicieux, qu'il n'y a point de maladie
» de tout le corps, et qu'il n'existe, rigoureu-
» sement parlant, que des maladies de cer-
» taines parties, et quelquefois même de cer-
» tains tissus de ces parties. C'est de ces ma-
» ladies particulières que résulte le danger,
» plus ou moins grand, qui menace la vie de

» tout l'organisme. » (Jour. univers. 25e numéro, page 106.)

Telle est la grande vérité que la nouvelle section vient nous annoncer. Gorter, dansson système de médecine-pratique, avoit, avant Brown, divisé les maladies en universelles, et en locales. Mais comme l'opinionparadoxale de M. Broussais se trouve plus éloignée, nous semble-t-il, sous ce rapport de la vérité, que la doctrine de Brown, tirons quelques passages de l'ouvrage traduit par le docteur Bertin. Le chapitre troisième est intitulé : *Division des Maladies en universelles et en locales.* J'y lis les passages suivans : on avoit déjà divisé les maladies en universelles et en locales. Cette division formoit une liste très-nombreuse ; mais on a reconnu la difficulté d'une telle classification, *en observant que les maladies locales se font souvent ressentir dans tout le système.*

Brown n'admet que les maladies universelles et les maladies locales. Les maladies universelles (*morbi communes*), s'étendent sur tout le corps, Les maladies locales n'en affectent qu'une seule partie. Les substances âcres, corrosives, les poisons, les instrumens aigus et tranchans, les contusions, peuvent produire des affections locales en occasionnant des hémorragies, des inflammations, etc., *qui peuvent aussi causer une affection générale en agissant sympathiquement sur tout le système.* Les maladies universelles peuvent aussi se changer en maladies locales. Les maladies universelles se distinguent sur-tout des locales, en ce qu'elles sont toujours précédées de la prédisposition (*opportunitas*), ce qui n'a jamais lieu dans les maladies locales. Les maladies sont universelles aussitôt qu'elles attaquent le principe vital répandu dans tout le corps; les maladies locales dépendent d'une maladie organique. Dans le traitement des premières, il faut diriger l'action des remèdes sur tout le système; et *sur la partie lésée seulement, dans le traitement des secondes.*

Toutes les maladies universelles, et, *parmi les locales, celles qui n'ayant d'abord affecté qu'une seule partie, ont ensuite porté leur influence sur tout le corps,* sont du ressort de la médecine.

Quoiqu'on ait coutume d'appliquer un stimulus différent, suivant les différentes parties du système nerveux sur lesquelles on veut agir, il est cependant incontestable que chaque puissance excitante qui affecte spécialement une partie agit aussi en même temps sur l'excitabilité de tout le système, en vertu de la correspondance et du rapport d'action qui en lie et en unit toutes les parties. Ainsi, toutes les maladies qui sont précédées d'une *prédisposition;* qui affectent le principe vital; qui, dès le premier instant qu'elles se manifestent, s'emparent de tout le corps; dans lesquelles enfin on doit diriger le traitement sur tout le système, sont *universelles,* et ne peuvent être bornées à une seule partie. Chacune de ces maladies occupe tout le système, et malgré la diversité d'action des stimulus qui attaquent une partie avec plus de violence qu'une autre, l'excitabilité étant affectée toute entière, toute espèce de maladie, quoiqu'elle paroisse locale, doit être alors considérée comme universelle.

La partie lésée n'est pas pour cela la première à ressentir l'effet de la maladie universelle, et ce n'est point dans cette partie que le mal a commencé pour se propager ensuite dans tout le système.

Ainsi, les maladies qu'on regardoit autrefois comme locales (*morbi particulares vel partiales*), doivent être considérées comme une simple portion du mal qui attaque tout le système; et, par conséquent, quelque effrayant que soient les symptômes qui se manifestent, ce n'est point sur la partie spécialement affectée qu'on doit appliquer les remèdes, mais sur le corps.

Les divers passages qui vont suivre ne donneroient-ils pas à penser que si les partisans du Brownisme avoient fait une scrupuleuse attention aux préceptes des auteurs, qui ont écrit dans le sens de cette secte, ils n'eussent pas autant prodigué les stimulans qu'ils paroissent l'avoir fait?

La distinction exacte des maladies universelles et des affections locales est le point le plus intéressant du traitement. Celles-ci doivent être séparées des premières, *parce qu'il arrive quelquefois que des affections locales attaquent tout le système, et présentent les symptômes qui se manifestent dans les maladies universelles.* Plusieurs maladies qui semblent locales sont produites par une cause inhérente à tout le système; *mais il y en a un bien plus grand nombre qui présentent tous les symptômes des affections universelles, quoiqu'elles ne soient que des affections purement locales.*

Il est souvent très-difficile de distinguer une maladie universelle de celle qui n'est que locale, mais cette difficulté ne peut être sentie que par un petit nombre de médecins. La plupart d'entre eux ne soupçonnent même pas que les maladies doivent être distinguées en universelles et en locales. (Frank, trad. du doct.

Bertin.) Voici un passage qui démontre que les Browniens savent distinguer les affections locales qui simulent une maladie universelle, et cela même lorsque l'affection locale est dans l'estomac.

Une substance irritante, dit le docteur Frank dans ses notes sur l'ouvrage de Robert Jones, introduite dans l'estomac, peut y produire une inflammation qui peut elle-même affecter *symphatiquement tout le système*. Mais le désordre général qui a lieu alors et qu'on a regardé, mal à propos, comme un état fébrile, n'est produit ni par une affection sthénique, ni par une affection asthénique, et ne peut en aucune manière être considéré comme une maladie universelle; il n'est dû *qu'à l'affection locale de l'estomac*, aussi ne doit-on pas recourir alors aux remèdes généraux, *mais seulement aux remèdes locaux.*

Je lis dans un autre endroit : lorsqu'un malade éprouve une affection qui, quoiqu'elle présente l'apparence de pyrexie, est réellement produite par la lésion locale de quelque partie interne, par un stimulus irritant, par la compression de quelque substance dure et nuisible, introduite dans l'estomac, ou appliquée à quelqu'autre partie du corps, cette affection locale, si elle se trouve unie à une diathèse sthénique universelle, lui donnera de nouvelles forces, à moins qu'on n'ait recours aux débilitans. *C'est ce qu'on voit évidemment dans les inflammations de l'estomac, des intestins, de la vessie, de la matrice et du foie;* maladie qu'on doit regarder comme des affections locales des parties internes. (Trad. de Bertin, tome 2, p. 167.)

La seconde classe des maladies locales, dit Weikard, renferme les affections locales des organes tant externes qu'internes, doués d'une grande excitabilité. *Le vice local se communique dans ce cas à tout le système, et donne lieu à un grand nombre de symptômes communs aux maladies universelles.* On compte parmi ces affections l'inflammation de l'estomac (Gastritis), celle des intestins (Enteritis) ou de toute partie du corps. Il n'y a alors ni diathèse sthénique, ni diathèse asthénique : *tous les symptômes dépendent uniquement de la commotion ou du stimulus occasionné par la lésion locale, ils n'exigent aucun traitement général.*

M. Broussais méprise cette division des maladies, et il prétend que les Browniens n'ont connu que d'une manière très-incomplète les maladies locales. Cela doit être, puisque M. Broussais ne voit par-tout que ces dernières, ou pour mieux dire qu'une seule d'elles, l'affection locale inflammatoire. Mais supposons que cette grande division des maladies en universelles et en locales soit erronée, il est, malgré cela, assez singulier de voir M. Broussais nous dire que les Browniens avoient à peine connoissance des maladies locales, lorsqu'il a été facile de voir dans les passages cités une des sources des idées de M. Broussais, et que les citations suivantes démontrent que cette secte connoît et a parlé aussi bien que lui de ce genre de lésions.

M. Broussais n'est certainement pas le seul à connoître la lésion de l'estomac et son influence sur le reste de l'économie. On a déjà vu que les Browniens lui ont servi, malgré qu'il puisse en dire, de maîtres en cette matière. Voici encore quelques passages dont aura sans doute profité l'*oracle*; et ne seroit-ce pas pour masquer la source de ces plagiats qu'il crie tant et tant contre les Browniens qui disent hautement et qui ont écrit : « L'estomac est doué d'une grande sensibilité, et lorsque les alimens et les médicamens actifs sont mis en contact immédiat avec lui, ils agissent avec toute leur énergie. *La violence de l'excitement produit dans cette partie peut y causer plus promptement que dans tout autre une foiblesse indirecte qui, en vertu de l'unité de l'excitabilité se communique facilement au reste du système.* On voit que ces cas exigent du médecin la plus grande prudence. (Trad.

de Bertin, tom. I, p. 98.) Il faut distinguer scrupuleusement les inflammations universelles, des inflammations produites par un *stimulus local* ou *par une lésion locale ;* c'est pour cette raison que je nomme les premières universelles, quoiqu'elles ne constituent qu'une partie de la maladie générale, et qu'elles ne soient absolument qu'une portion de la phlegmasie universelle qui a produit dans ce cas, sur quelque organe externe ou interne, un excitement plus énergique que dans le reste du corps. Cette espèce d'inflammation ne précède donc jamais la phlegmasie universelle, elle en est toujours la suite.

L'inflammation locale s'étend rarement au-delà de la partie affectée, à moins que cette partie ne soit douée d'une grande sensibilité. *Les parties situées sous les ongles, l'estomac et les intestins, à raison de leur extrême sensibilité, peuvent, lorsqu'il s'y produit une inflammation, exciter un grand désordre dans tout le corps. La méthode curative doit alors être dirigée vers l'inflammation locale.* (Trad. de Bertin, tome 1er, pag. 104.)

Afin de faire sentir l'importance de la recherche que tout médecin doit faire, pour s'assurer si la maladie ne tient pas à une cause locale, qui excite un grand désordre dans tout le corps, je vais rapporter deux cas bien intéressans.

Une jeune fille se pique avec une aiguille au bout du doigt, entre l'ongle et la peau ; d'abord elle éprouve une vive douleur, et bientôt elle est prise de crampes aux jambes, aux cuisses, et agitée par de violentes convulsions. On emploie les plus grands calmans, les bains, sans songer à la piqûre. Rien ne la soulage, que pour quelques instans. Un homme sensé apprend cet accident, et ce qui étoit arrivé : il demanda du vinaigre chaud, y fait tremper le doigt piqué, et cette scène alarmante cesse sans retour : quel rapport y a-t-il donc entre le doigt et les violens spasmes des parties inférieures du corps, qui ensuite se trouve généralement entrepris ?. Comment rendre raison de ce fait, et de nombre d'autres analogues, autrement que par le principe de la mutuelle correspondance ? Quant à l'effet heureux du vinaigre, chacun sent qu'il ne fit que stupéfier la partie blessée, et que la stupeur fait cesser la douleur. (Casimir Médicus. Traité des Maladies périodiques, pag. 294.)

Rappelez-vous les terribles effets du panaris dans quelques circonstances.

Dehaen rapporte que Boerhaave fut appelé pour traiter un enfant atteint de fièvre aiguë ;

il lui avoit donné ses soins pendant plusieurs jours, et la mort menaçoit déjà de très-près le malade, lorsque ce grand médecin s'avisa de l'examiner tout nu. Il vit alors une épingle qui étoit enfoncée à moitié dans le dos de l'enfant. Il ôta l'épingle et l'enfant fut guéri.

Combien de cas semblables à ceu x que nous venons de citer, et dans lesquels tous les phénomènes dépendent de la lésion d'une partie locale interne ou externe, et dont nous avions connoissance avant la *mission* de M. Broussais? *Vicq-d'Azir* nous a communiqué des idées lumineuses sur la naissance de ces maladies qui dépendent d'un *simple stimulus* cutané.

Les Browniens et nous, médecins attachés à l'empirisme-éclectique, connoissions donc avant et aussi bien que M. Broussais, l'importance de la considération des affections locales, et nous ne l'avions pas attendu pour nous apprendre à savoir y remédier.

M. Broussais ne voulant voir par-tout que des affections locales, voudroit ranger les fièvres intermittentes dans les lésions locales. Il rend compte de ces pyrexies par les inflammations intermittentes périodiques. Mais suivant toujours ses idées favorites, c'est presque toujours aussi dans l'estomac qu'il place cette inflammation. Je ferai voir combien cette dernière opinion est loin d'être réelle, et peut devenir nuisible en faisant toujours craindre l'inflammation de l'estomac; crainte qui fera renoncer à l'emploi des émétiques et des purgatifs dans ces fièvres.

M. Broussais eût bien dû rappeler que les fièvres intermittentes tiennent dans quelques circonstances, d'une manière assez évidente, à une lésion locale. Il est probable qu'il voudra peut-être le faire pour s'attribuer encore l'avantage d'avoir éclairé ce point de la science. En attendant qu'il le fasse, je crois devoir réunir quelques idées sur ce point de médecine.

J'ai vu, dit Barthez, des exemples de maladies qui étoient analogues aux fluxions, sous le rapport de l'avantage de l'usage des topiques, dans des cas singuliers de fièvres intermittentes, dont les reprises tenoient manifestement à une affection particulière de tel organe; où cette affection excitée spasmodiquement par telle cause extérieure à cet organe, déterminoit la reproduction des mouvemens fébriles périodiques, et où les remèdes externes arrêtoient les reprises de fièvres, en changeant la manière d'être de l'organe affecté, au-dessus duquel on les appliquoit.

Je pourrois citer plusieurs faits propres à éclaircir et à confirmer ce que je viens de dire. Je me bornerai à rapporter l'observation suivante.

Il y a quelques années que je fus consulté par un médecin de Carcassonne, sujet depuis plusieurs mois à des reprises d'une fièvre tierce, qui étoient constamment et uniquement déterminés lorsqu'il s'exposoit à l'air libre, pendant un temps un peu long, comme en faisant une promenade à la campagne. Les accès qui formoient la chaîne de chaque reprise, sur-tout le premier, avoient un développement fort prolongé et fort irrégulier.

Ces circonstances me donnèrent lieu de reconnoître, pour l'affection qui causoit les retours de cette fièvre, un état de sensibilité et d'irritabilité, dépravées *de l'organe extérieur.* En conséquence je conseillai spécialement les remèdes externes, que je jugeai le plus propres à modifier et à détruire cette affection vicieuse *de l'organe extérieur.* J'insistai sur-tout sur l'usage très-fréquemment répété des onctions huileuses, fort étendues sur la surface du corps, pratiquées à la suite de bains tempérés et de frictions faites avec des linges pénétrés de fumées aromatiques.

Le malade fit non-seulement usage de ces onctions huileuses, mais encore il prit plusieurs bains dans l'huile pure. Dès les premiers essais de ces remèdes, il fut guéri de sa fièvre, dont il n'a plus eu de retour, même en s'exposant à toutes les variations de l'air. (BARTHEZ, *Second Mémoire sur les fluxions.*)

Examinons, dit Frank, dans ses notes sur Robert Jones, les maladies qui paroissent universelles, quoiqu'elles ne soient réellement que des affections locales.

Tout le monde convient que la fièvre intermittente est une maladie universelle ; mais il y a plusieurs affections locales qui produisent absolument les mêmes symptômes que cette espèce de fièvre.

Frank père, rapporte un exemple de fièvre quarte, produite par l'irritation que causoit une dent molaire qui étoit sur le point de paroître ; cette fièvre résista à toute sorte de moyens, elle ne disparut que lorsque la dent eut percé la gencive. (*Orat. acad. de circumscribendis morborum historiis, de lect. opus.*)

Le célèbre Rizzini de Cremone, fut appelé auprès d'une vieille femme, attaquée d'une fièvre qui offroit tous les symptômes de la fièvre tierce, et qui étoit accompagnée de vomissemens très-violens. Il prescrivit les excitans les plus énergiques que l'on connoisse en médecine ; mais tous ces moyens furent inutiles, et ne purent sauver la malade. A l'ouverture du cadavre, on trouva dans l'utérus, qui étoit très-dilaté, un stéatome osseux.

Le docteur Edmond Schmuck, homme d'un très-grand mérite, m'a communiqué, dit Frank, une observation sur une fièvre quarte produite par un morceau de lard cru qui étoit resté dans l'estomac. Cette fièvre résista au quinquina, et ne cessa que lorsque le malade eut vomi le morceau de lard.

Frank dit avoir observé la même chose chez un soldat qui, après avoir mangé des champignons, éprouva tous les symptômes qui ont coutume de paroître, lorsqu'on a pris quelque poison. On lui donna un émétique qui lui fit évacuer une grande quantité de champignons et de bile. La maladie parut guérie, mais peu de temps après il survint une fièvre quarte, qu'on traita inutilement par le moyen du quinquina. On redonna l'émétique sans aucun succès. Le malade ne tira pas plus d'avantage du quinquina, qu'on lui fit prendre de nouveau pendant un temps considérable ; enfin le chirurgien prescrivit un troisième émétique qui procura quelques vomissemens au malade et lui fit rejeter un champignon, la fièvre cessa aussitôt, sans qu'on ait été obligé de recourir de nouveau au quinquina.

Un homme d'environ cinquante ans, dit Giannini, d'un tempérament robuste, se servoit, pour une maladie des voies urinaires, d'un cathéter; il se blessa l'urètre un peu en deçà de la prostate; il en ressentit une douleur très-vive, il perdit même plusieurs gouttes de sang. Quelques heures après, il fut saisi du froid, puis du chaud avec les symptômes particuliers à cette période, enfin la sueur succéda, et à celle-ci l'intermittence. Il eut environ dix paroxismes de la même nature, ils ne furent vaincus que par le quinquina.

Dira-t-on que l'apparition, presque immédiate de la fièvre, après la lésion locale de l'urètre, fut l'effet du hasard?

Deux ans après, se servant comme la première fois du cathéter, le malade heurta encore l'urètre au même endroit, il ressentit de même une douleur très-vive, et perdit aussi du sang; il fut atteint de la même espèce de fièvre, avec froid, chaud et sueur. Environ huit paroxismes se succédèrent ainsi, avec des périodes plus ou moins longues d'intermittence. Et cette fièvre fut domptée, comme auparavant, par le quinquina.

Trois ans après, le malade se trouva encore dans la nécessité de recourir au cathéter. Nouvelle lésion de l'urètre : nouvelle douleur; nouveau paroxisme de fièvre, avec froid, chaud, et sueur ; il se renouvelle trois fois, et la guérison est encore opérée par le quinquina.

Peu corrigé par l'expérience, cet homme, quelque temps après, se sert encore du cathéter, il y met beaucoup de maladresse, se cause une douleur si considérable à l'urètre, que la fièvre dont il est promptement atteint, fut accompagnée des symptômes d'une véritable fièvre pernicieuse. Vomissemens violens, diarrhée, douleurs de tête insupportables, mêmes douleurs aux jambes, aux genoux; délire. Je lui prescrivis pour chaque heure un gros de quinquina, il le rendoit par le vomissement. J'y ajoutai l'opium, et je fus contraint d'en porter la dose à dix grains par jour; mais à peine pus-je obtenir, par son moyen, un peu de diminution dans les symptômes. Les eaux spiritueuses, la liqueur anodine, le vin généreux n'avoient pas plus de succès. Je réussis mieux avec la potion antiémétique de Rivière ; par son action, je pus faire retenir des doses énormes de quinquina, que l'estomac menaçoit de rendre à chaque instant. Peu à peu, et après dix-huit accès, la violence des symptômes alla en diminuant, les périodes d'intermittence s'allongèrent, et le malade, après avoir pris des doses extraordinaires de quinquina et d'opium, fut parfaitement guéri.

Raisonnons, continue Giannini : il n'y a pas de doute que l'affection locale de l'urètre n'ait été la vraie cause de la fièvre. Cet effet ayant constamment suivi la même cause, nous porte à conclure ainsi.

Quel a été son mode d'action ? nous ne voyons ici qu'un corps mécanique, qui heurtant grossièrement les parois sensibles de l'urètre, a causé la lésion des nerfs qui s'y distribuent. Que l'effet de cette lésion locale des nerfs se soit étendue ensuite à tout le système nerveux, la fièvre qui en a été la suite le prouve, de même que les remèdes généraux et non locaux, qui l'ont fait disparoître. J'accorde qu'il ait préexisté, chez le malade, pendant le cours de plusieurs années, une disposition réelle à la fièvre intermittente ; il n'en est pas moins vrai qu'une affection locale a développé une maladie générale qui n'a pu être guérie que par des remèdes dont l'action est générale. La prédisposition supposée prouveroit, il est vrai, qu'une lésion locale, même légère, a pu développer une maladie générale. Mais elle ne prouveroit pas également qu'une lésion locale très-grave pût aussi la développer sans prédisposition. Le mode d'action de la puissance qui a lésé, est toujours le même dans l'un et l'autre cas, dans l'une et l'autre supposition, *il est toujours vrai qu'un nerf étant offensé dans un point très-sensible, les effets d'une telle lésion ont pu se communiquer à tout le système nerveux, et produire une affection générale.* Toutefois établissons la proposition suivante, qui dérive immédiatement du cas que nous venons de rapporter.

Une lésion locale de nerf très-sensible peut produire une fièvre intermittente.

Comment la lésion locale a-t-elle pu agir aussi généralement? Comment s'est opérée la *diffusion* de ses effets? Je l'ignore: il n'est pas très-nécessaire ici de le savoir. Je suis certain du fait, je ne cherche point à l'interpréter. Il est peut-être un de ceux qui éluderont pour toujours nos recherches (1).

(1) Giannini, Traité des fièvres, tome 1er, pag. 207, 212.

Que dira M. Broussais? Que ces faits confirment son opinion. Laissons-le dire et faisons, avec le lecteur, les réflexions suivantes. Les fièvres intermittentes, qui par leur marche et leur mode thérapeutique sont si tranchées des continues, peuvent donc être appelées essentielles toutes les fois qu'on ne découvre pas une lésion locale comme cause évidente. D'après Voullonne, nos anciens, dit Galien, n'appelèrent *fébricitans*, *que les malades qui avec la fièvre, n'avoient aucune affection grave dans un organe principal*; *car pour ceux qui avoient la fièvre en conséquence d'une semblable affection, ils les appeloient pleurétiques, péripneumoniques, et selon que la partie affectée étoit la plèvre, le poumon.* Cette règle concentrée dans notre sujet est sûre en tant qu'on en peut déduire qu'une fièvre intermittente, est toujours *essentielle* quand elle n'a été précédée d'aucune maladie capable de la produire : mais la même règle perd beaucoup de sa force si l'on en veut conclure que toute fièvre intermittente qui survient à une maladie capable de la produire, est par-là même une intermittente symptômatique.

Voilà donc une fièvre essentielle, c'est-à-dire, une pyrexie dont on n'aperçoit pas la cause immédiate. Mais si une lésion locale vient par le trouble qu'elle porte dans l'économie à développer les phénomènes qui constituent la fièvre intermittente, ici, quel sera le traitement? Je réponds: comme la lésion locale peut dans quelques cas tenir sous sa dépendance la production des phénomènes de cette fièvre *intermittente-symptômatique*, la maladie se traitera seulement alors avec succès, lorsqu'on fixera ses regards sur le point local dans lequel les mouvemens générateurs des phénomènes de l'intermittence se passent; le traitement local sera absolument nécessaire. Mais en seroit-il de même si la maladie de symptomatique étoit venue se ranger dans la catégorie des essentielles? L'expérience a prononcé : le traitement de ces dernières seroit seul avantageux.

Je me représente ces trois cas différens de la manière suivante. La fièvre essentielle intermittente me semble être une roue sans manivelle; une cause lui a donné un certain mouvement que je suis parvenu à arrêter après plusieurs essais. C'est la méthode empyrique pour la fièvre essentielle intermittente. Une roue avec sa manivelle sur laquelle vient agir une cause qui communique le mouvement de la manivelle à la roue, me représente la fièvre intermittente symptômatique. Arrêtez ou paralysez l'impulsion que donne cet agent à la manivelle, ou bien arrêtez le trouble morbide local, qui, pardonnez l'expression, est dans ce cas la manivelle de la fièvre intermittente, vous voyez de part et d'autre tout rentrer dans le repos ou dans l'ordre antérieur.

Mais supposez que l'impulsion qu'a éprouvée la manivelle, la brise. La roue qui a reçu la communication du choc est en mouvement. Vous savez d'où lui est venu l'impulsion, mais il ne vous est plus possible d'arrêter sa marche, en agissant sur le point de départ puisque la communication de la roue à sa manivelle n'existe plus. C'est l'image de la fièvre intermittente, d'abord symptomatique, imprimant à l'économie, le mouvement de la fièvre intermittente essentielle. La liaison du mouvement local avec le général se rompt-elle, et voulez-vous alors arrêter la fièvre, ou le mouvement de la roue ? vous êtes contraints d'employer les moyens découverts par l'expérience, la méthode empyrique. C'est absolument le premier cas.

Ne pourroit-on pas appliquer tout ceci aux fièvres adynamiques et aux fièvres ataxiques.

« Peut-on entendre sans dégoût, deman-

» der si les obstructions sont produites par » les fièvres intermittentes ou par le quin » quina; si ces fièvres ne sont pas quelque- » fois un travail de la nature, un effort sa- » lutaire, destiné à résoudre ces engorgemens; » si en effet, la nature cherche à détruire » une matière morbifique; si le principe » contre lequel elle agit, a quelque rapport » ou quelque liaison avec celui qui le déter- » mine; s'il est bien vrai que la plupart des » fièvres intermittentes soient dépuratives, » et s'il faut un grand nombre d'accès pour » opérer la coction? Que l'on étudie physio- » logiquement les organes malades, que l'on » bannisse les dénominations qui sont censées » représenter leurs souffrances, et l'on trou- » vera bientôt la solution de toutes ces » questions. » (M. Broussais, ouvrage cité, » page 195.)

Il paroît que M. Broussais a encore l'intention de venir ici nous régenter, et nous éclairer dans les sentiers de ce qu'il appelle notre *dégoûtant empirisme*. Qu'il nous soit permis de lui faire voir ainsi qu'à ses prosélytes, que sur ce point de doctrine, l'expérience nous en a, pour le moins, autant appris qu'il pourroit nous en faire connoître à l'aide même de sa *physiologie*, qui va, un de ces jours, éclipser sans doute celle de nos savans dans cette branche de la science.

En effet, je préfère les faits suivans à toutes les phrases sophistiques de M. Broussais.

« J'ai observé constamment, dit Lucadou, que chaque accès détérioroit de plus en plus les digestions, et aggravoit la lésion des organes épigastriques. Cet effet ne doit pas paroître surprenant aux médecins attentifs; ils voient tous les jours les maladies générales affecter d'une manière particulière, les organes foibles; d'après cette observation très-fréquente, ils doivent facilement concevoir comment une fièvre intermittente, causée par une lésion antécédente des organes épigastriques, augmente graduellement cette lésion. Aussi ai-je l'attention d'arrêter le plus promptement possible les mouvemens fébriles. Je n'y ai pas été conduit par l'opinion que je viens d'exposer, mais par les observations nombreuses dont elle est le résultat.

» Je n'ai pas vu, dans dix ans de pratique, une seule personne, de quelque âge qu'elle fût, à qui la fièvre quarte ait été utile, mais j'en ai vu beaucoup, sur-tout parmi les enfans et les jeunes gens, à qui elle a laissé des maladies chroniques incurables, et qui, quelques années après, sont devenues mortelles.

» Le temps que l'on perd à la préparation de l'administration du quinquina, est d'autant plus précieux que les dangers de la fièvre ne font que s'accroître.

» L'usage du quinquina, donné à forte dose, a dans les fièvres compliquées, moins d'inconvéniens qu'on ne le croit. J'ai donné le quinquina avec la magnésie à des malades bouffis, obstrués, etc., et j'ai arrêté soudainement la fièvre, sans que je me sois aperçu que ces affections en aient été aggravées, elles ont paru, au contraire, céder plus facilement ensuite à l'usage des remèdes appropriés.

» On ne guérit pas, au moins à Rochefort, les obstructions des viscères abdominaux pendant la durée des fièvres intermittentes; il est même rare qu'on procure le soulagement le plus léger par l'application la mieux faite des apéritifs bien choisis. J'ai été vainement bercé de cet espoir, pendant plusieurs années; aujourd'hui j'arrête la fièvre promptement, et puis j'emploie les fondans végétaux, salins, ou métalliques, suivant les circonstances. J'avouerai cependant que c'est le plus souvent sans succès, et que lorsqu'un malade a une obstruction bien confirmée de la rate, du foie, ou du mésentère, et un peu ancienne, rien ne m'a paru capable de la détruire. Mais si toutes mes tentatives ont jusqu'à présent été infructueuses, au moins ai-je eu l'avantage de prolonger la vie des malades depuis que j'arrête plus promptement les accès de fièvre quarte.

» Il est cependant généralement vrai que les obstructions doivent être regardées comme une disposition aux fièvres intermittentes, qu'elles concourent à les rendre plus opiniâtres et plus graves, *parce que les viscères obstrués deviennent presque toujours, pendant la fièvre, plus ou moins sensibles et douloureux; et lorsque les mouvemens fébriles ont beaucoup d'intensité, il survient souvent une inflammation lente, qui dégénère facilement en suppuration, et cause la mort:* aussi lorsque j'ai à traiter des fièvres intermittentes chez des personnes obstruées, j'ai la plus grande attention d'examiner la manière d'être des viscères, et d'appliquer sur l'abdomen, des fomentations, soit émollientes, soit résolutives, suivant le degré de sensibilité que ces organes présentent. Lorsque la sensibilité est plus vive, il ne faut rien négliger de ce qui peut empêcher la suppuration, parce que toujours mortelle, elle a souvent lieu sans qu'on ait pu soupçonner une inflammation complète, si on ne l'apprécioit que par la nature, et par l'intensité des symptômes. » (Lucadou. Mém. sur les maladies les plus familières à Rochefort, pages 19, 45, 51, 52, 61, 139).

M. Broussais qui croit toujours être chargé de nous éclairer dans les sentiers *du dégoûtant empirisme*, n'apprend même ici rien à ses antagonistes les Browniens.

Plusieurs médecins, dit Franck, attribuent aux fièvres, et sur-tout aux fièvres intermittentes, une force capable de produire des effets salutaires. Cette opinion me paroît aussi ridicule que dangereuse. La fièvre est une maladie, et une maladie ne peut jamais être salutaire. Cette proposition est un axiome, et n'a besoin d'aucune preuve.

Je connois beaucoup de personnes qui, à la suite de fièvres intermittentes, ont éprouvé des accidens terribles, mais je ne me souviens pas qu'elles aient guéri chez aucun malade, une affection antérieure.

Les médecins qui attribuent à la fièvre un effet salutaire, se la représentent sans doute comme un animal placé dans notre corps, et qui tantôt met de l'ordre et de l'harmonie dans nos fonctions; et tantôt y jette le trouble et la confusion. Ceux qui admettent une matière fébrile, s'en forment une idée à peu près semblable. Pour moi, je puis assurer, qu'à l'exemple de plusieurs médecins célèbres, je cherche à guérir sur-le-champ toute espèce de fièvres, et que cette conduite m'a toujours réussi : laissons donc aux panégyristes de la fièvre, le soin d'en relever les avantages, et contentons-nous de celui de la guérir. Je ne saurois cependant me lasser d'admirer le talent de ceux qui ont écrit, sur les effets salutaires de la fièvre, une dissertation qui a été couronnée par une académie littéraire; ils avoient eu raison de faire l'éloge de la fièvre, puisqu'elle leur a été réellement très-utile. (Trad. de Bertin, tome 1er, pag. 128 et 129.)

L'expérience nous a donc appris que le mouvement pathologique qui constitue la fièvre intermittente, peut être nuisible, sur-tout lorsqu'il se fait une fluxion sur un organe important. Irons-nous conclure de là que constamment il faut se hâter de suspendre le trouble pathologique, et chercher à rétablir promptement l'harmonie physiologique? laissons aux esprits exclusifs la prétendue gloire d'adopter une pareille conclusion; pour nous, écoutons la voix de l'expérience.

Combien, dit M. le docteur Husson, « les » deux exemples que cite Grant, doivent » arrêter l'ardeur trop précipitée des méde- » cins, à supprimer la fièvre ? Une femme ga- » gne une hydropisie ; un jeune homme, une » tumeur au foie, suivie d'ictère ; tous deux » périssoient, s'il n'eût rappelé la fièvre » tierce, supprimée par le kina avant le sep- » tième accès, suppression évidemment la » cause de ces deux maladies. » (Mémoires de la Société méd. d'émul., tome 1, page 74.)

Un malade, affecté de fièvre maligne, dit Lucadou, fut atteint le quatorzième jour de son entrée à l'hôpital (et il n'y avoit pas été porté vraisemblablement le premier jour de sa maladie), d'un accès de fièvre assez fort qui dissipa le délire et les affections nerveuses ; cet accès qui dura 24 heures, fut terminé par une sueur abondante ; la fièvre revint le treizième jour, et il eut ainsi sept accès de fièvre tierce, qui furent toujours accompagnés de beaucoup de sueur. La suppuration des derniers vésicatoires que j'avois fait appliquer, augmenta sensiblement au premier accès de fièvre, elle se soutint pendant quelques jours ; mais la cicatrice étoit faite avant la cessation de la fièvre. Le malade fut purgé après le second et le troisième accès.

Je lui donnai ensuite, dans l'intervalle des accès suivans, un bol préparé avec trois grains de camphre, et quinze grains de nitre, qu'on répétoit trois fois dans l'intermission ; je n'employai point le quinquina que j'avois suspendu au premier accès. *Je regardai cette fièvre comme critique, et je ne voulus pas donner de frein à la nature. Ce malade reprit sensiblement des forces, pendant la durée de la fièvre intermittente, et il fut promptement rétabli.* (Lucadou. Mém. sur les maladies de Rochefort, page 311.)

L'expérience nous apprend donc que toutes les fois qu'une fièvre intermittente présente dans ses accès un mouvement fluxionnaire qui se porte sur un organe important, il faut combatire la fièvre et empêcher la récidive des accès qui se répétant, pourroient déterminer une affection locale dangereuse ; mais malgré cela n'est-il pas prudent, hors ces cas, de temporiser pendant quelques accès, et même l'expérience, ainsi qu'on vient de le voir d'après les faits, ne nous force-t-elle pas à conclure avec M. le docteur Husson : « Qu'il est des circonstances où on ne

» peut méconnoître dans ces mouvemens » tumultueux qui caractérisent l'accès, l'effort » de la nature qui rétablit le solide vivant » dans son assiette, et remet l'équilibre dans toute l'économie?(M. Husson, ouvrage cité, page 77.)

Ce n'est pas encore d'aujourd'hui qu'il s'est trouvé des hommes ardens qui, n'ayant aucun empire sur eux-mêmes, se sont vantés d'en avoir sur la nature, de lui commander, de lui arracher ses secrets, d'interrompre son cours ; et ces hommes ont toujours trouvé le moyen de communiquer à des esprits foibles et paresseux, ou à des hommes à tous vents, ou ambitieux, l'enthousiasme dont ils étoient animés. Asclépiade, avant M. Broussais, au rapport de Pline, avoit la prétention de guérir sans délai les maladies, et on connoît la jactance de Van-Helmont, mais sur-tout celle de Paracelse, ces ennemis acharnés de la médecine d'observation.

Cahausen (*Archeus febrium faber et medicus*) a émis au sujet de la puissance médiatrice de la fièvre, une opinion contraire à celle de Sydenham, *il pense qu'elle tend par elle-même à la destruciton du corps*, et *qu'il faut sur-le-champ l'arrêter*, *en enlevant sa cause.*

Bordeu, après avoir tenté inutilement de supprimer un cautère qu'un jeune homme portoit au bras, nous apprend qu'une semaine de fièvre fit ce qu'il n'avoit pu faire avec six mois de remèdes; et il ajoute: « S'il m'eût été possible, et si j'eusse tenté de supprimer cette fièvre, il y a toute apparence que le cautère auroit resté. C'est ainsi que la fièvre est un secours heureux dans bien des circonstances. La fièvre est un secours, et cependant on ne cherche qu'à l'éteindre. On regarde enfin comme une augmentation de la maladie, les plus légères nuances du travail nécessaire pour dissiper la cause de la maladie : on veut détruire cet appareil critique. Jusqu'à quand serons-nous exposés à nous faire reprocher le courage et la licence de substituer une méthode impuissante, infidèle et mensongère, aux règles de l'art que dictent le bon sens et la marche simple de la nature? Jusqu'à quand ferons-nous, dans chaque maladie, autant de remèdes inutiles que j'en ai fait pendant six mois, à mon jeune homme du cautère? Où en serions-nous? Où en seroient les malades, si, comme dans ce même jeune homme, la nature ne se réveilloit dans toutes les maladies, et si elle n'excitoit quelquefois une révolution victorieuse. » (Bordeu, Traité du tissu muqueux, pag. 210.)

Disons avec Bordeu, la fièvre est la grande et l'unique ressource dans certaines circonstances. Hippocrate le répète en plusieurs endroits du livre *De Morbis*. Il le répète, parce qu'il l'avoit vu, et non point parce qu'il l'avoit imaginé, il faisoit ses tableaux d'après nature, et sur le sujet même. Nous ne saurions assez le publier, dans un siècle où tant de médecins, et tant d'autres personnages, sont, pour ainsi dire, à l'affût de la fièvre, pour la combattre dès qu'elle ose se montrer. Pauvre manœuvre fondée sur l'impéritie, et qui pis est encore sur des opinions scientifiques, mille fois plus dangereuses qu'une sage et modeste incertitude. (Bordeu. Ouvrage cité, page. 133) (1).

Comme nous nous servons du mot fièvre, M. Broussais ne manquera pas de nous dire, comme il l'a dit : « Voilà encore la fièvre, cet » enfant miraculeux de l'imagination des mé- » decins, qu'ils sont parvenus à concevoir » comme *essentiel.* » M. Broussais oublie t-il que Stoll, en parlant des phénomènes qui caractérisent la fièvre, a dit : *Hæc verò derivanda sunt ab irritabilitate cordis et arteria-*

(1) *At prudentia indiserta loquaci stultitiæ est preferenda.* (*Ballonius, epid. et eph. const.* 4, *lib.* 1er, *pag.* 40.)

rum auctâ, et exstimulatâ, à quocumque demùm stimulo, et vitæ sic irritatæ conatu adversus stimulum inimicum. (Stoll. Aph., 7.) Voyez maintenant si M. Broussais vient nous annoncer une nouvelle, lorsqu'il prononce la décision, « Que les médecins ne peuvent se » représenter la fièvre autrement que comme » l'effet d'irritations locales. »

« N'a-t-on pas proclamé, dit M. Broussais, » que la fièvre est indéfinissable, et qu'il faut » se contenter de décrire des fièvres? Il paroît » que c'est un substantif dont le pluriel est » plus clair que le singulier : respectons ce » mystère, et par fièvre essentielle ou primi- » tive entendons, si nous pouvons, un être » pathologique, dont tout le monde parle » aujourd'hui sans le définir, et qui doit se » caractériser par ce qu'on en dit. » (Examen, pag. 42.)

Cette espèce de raillerie n'est qu'une discussion de mots, qui, cependant, nous démontre la mauvaise foi ou l'ignorance du grand réformateur. En effet, les paroles de Stoll, citées ci-dessus, ne définissent-elles pas assez la fièvre ? Et pour ce qui regarde le mot *fièvre essentielle*, il ne peut y avoir, je le répète, que la mauvaise foi ou l'ignorance qui puisse tenter de ridiculiser ceux qui s'en servent, en insinuant qu'ils l'emploient pour désigner un être existant par lui-même.

Cette expression *fièvre essentielle* équivaut à celles *de fièvre élémentaire*, *de fièvre principale*, et lorsqu'on dit *fièvre essentielle*, l'on dit fièvre, état pathologique *élémentaire*, *principal*, c'est-à-dire, dont l'origine, la marche et et le traitement sont mieux déterminés, et autour duquel peuvent se réunir plusieurs autres états pathologiques approchans, et qui doivent requérir un traitement plus ou moins analogue. Pourquoi M. Broussais ignore-t-il, ou du moins oublie-t-il, ce que Stoll a dit pour lui comme pour nous.

Non mireris hanc febrium hucusque explicatarum paucitatem, cùm mille modis sibi jungi, succedere, intendi, itemque singulæ mille formis ludere possint, ut idcircò infinitus propemodum febrium diversarum numerus videatur, quas tamen ferme omnes ad paucas essentiales *tamquam* elementares *revocabis.*

Videntur enim novæ febres oriri sæpius, ubi solum est notæ cujusdam febris forma nova, modificatio, complicatio, tendentia, successio, intensio, et lusus novus.

Febres autem intermediæ ad has elementares *seu* cardinales *sunt reducendæ.*

Atque idcircò, simulque ob dictas variationes innumeras, paucarum licet cardinalium febrium medico opus in febribus curandis, sagacissimo, summè industrio, summè attento, perseverante, nec imprudenter festinante, indicationibus solùm certis, remediis solùm simplicissimis inhærente; neque spe, neque metu, neque pervicaciâ, neque præfidentiâ, neque aliud agendo, neque novitatis studio in transversum acto. (Stoll. Aph., 851, 852, 853, 854.)

Voulant attaquer la doctrine des crises M. Broussais dit : « Quelques réflexions fort » simples suffisent pour détacher les esprits » justes de cette *burlesque théorie*. Les voici, » 1° un sujet affecté du typhus guérit au » milieu de plusieurs autres attaqués de la » même maladie, quoiqu'il ne cesse d'absorber » les miasmes, ce qui n'auroit pas lieu, s'il » falloit toujours une ébullition d'un certain » nombre de jours, pour en opérer la coction » et la despumation. » (Rép. Un varioleux voit sa maladie parcourir ses périodes, et la despumation se faire et il se rétablit au milieu d'autres varioleux; et d'ailleurs que M. Broussais explique pourquoi les malades atteints de typhus, de peste, guérissent au centre de la contagion?) 2° «Plusieurs personnes absorbent

des miasmes, et même en abondance, sans en être jamais incommodés. » (Rép. Comment s'assure-t-il que les miasmes sont absorbés? D'ailleurs des individus privilégiés restent parmi des varioleux, ils absorbent ou n'absorbent pas ces miasmes varioleux, n'importe, ils ne sont pas atteints de la maladie contagieuse à laquelle ils sont exposés. Comment M. Broussais nous en explique-t-il la raison?)
3° « D'autres sont délivrés des symptômes du » typhus commençant, par les antiphlogis» tiques qui arrêtent le mouvement fébrile » au lieu de l'alimenter. » (Rép. Les résultats de l'action des miasmes contagieux sont variés, il peut arriver que l'action soit locale, et le traitement local dans ce cas suffit. C'est le virus vénérien produisant le chancre local primitif : suspendez, suivant l'opinion de *Hunter*, le mouvement morbide de la partie où il se trouve, et tout rentre dans l'ordre, et vous n'aurez point de maladie vénérienne à traiter.)
4° « On ne voit pas toujours des excrétions » critiques à la suite du typhus. » (La matière morbifique n'est pas toujours évacuée d'une manière manifeste ; alors la crise s'appelle *lysis.*) « Et quand il s'en présente, rien » ne prouve qu'elles soient différentes de celles » des maladies auxquelles on refuse une ma-

» tière morbifique. » (Rép. M. Broussais est forcé d'en convenir, il est des cas où la nature des excrétions est changée d'une manière manifeste ; beaucoup d'auteurs, avant M. Broussais, ont fait dépendre ces changemens de l'irritation ; mais n'importe la manière dont on explique l'apparence diverse de ces excrétions ; il n'en est pas moins certain qu'elles dirigent le médecin dans le pronostic, et qu'elles peuvent être avantageuses, et doivent être respectées, et favorisées même dans certaines circonstances ; et, d'ailleurs, parce qu'une humeur excrétée dans l'état pathologique présente, au premier aspect, de la ressemblance avec une semblable excrétion dans l'état de santé, est-il parfaitement décidé qu'elle ne doit rien contenir de nuisible ? Et parce que les sens n'aperçoivent pas ce qui peut nuire, est-il donc certain que la sensibilité intime des parties portera le même jugement ? 5° « Tous les mouvemens fébriles » peuvent être modifiés de la même manière » que celui qui se présente dans le typhus, et » c'est toujours avec les mêmes chances, soit » favorables, soit fâcheuses. » (Rép. Je ne vois pas où tend cette objection, si ce n'est à nous dire, pour moi le typhus n'est qu'irritation, parce que je ne vois par-tout qu'irritation, et comme l'altération des fluides est une chimère, il ne peut jamais y avoir élimination d'humeur peccante.)

« Quant au traitement des fièvres intermit-» tentes, il est toujours *d'un empirisme insup-» portable*, » dit M. Broussais, à la pag. 198. Vous croyez peut-être que cet écrivain qui se sert de ces expressions dédaigneuses, *empirisme insupportable*, va nous éclairer bien autrement sur ce point de la science que ne l'a pu faire l'empirisme ou l'expérience. Mais comme il n'est pas même disposé *à nous développer toutes ces idées sur ce point de doctrine*, il nous cite, *en attendant*, le fait suivant : « Un homme délicat eut un accès de » fièvre pernicieux, évidemment péritoni-» que, pendant lequel le pouls étoit petit et » déprimé. J'ajournai les fébrifuges, pour » laisser la maladie se caractériser. Le sur-» lendemain, l'accès fut péripneumonique » et hémoptoïque, avec un pouls fort et une » vive chaleur. Je persistai à rester dans l'ex-» pectative. Le jour d'après, il fut syncopal, » avec pâleur et dépression des traits, pouls » petit, tremblotant, presque insensible, » froid des extrémités. Je me hâtai d'admi-» nistrer le kina qui arrêta les accès. » Ah ! M. Broussais, c'est ainsi que tout *en attendant* que vous nous développiez vos lumineuses idées qui doivent nous affranchir d'un *empirisme insupportable*, vous nous donnez, comme pour nous servir d'avant-goût, une observation qui devroit nous indiquer, du moins de loin, la marche qu'un jour à venir vous nous ferez prendre ! Eh bien ! j'ouvre les yeux, et que vois-je ? M. Broussais lui-même dans les sentiers d'un *empirisme insupportable*. Ah ! Monsieur, je suis forcé de vous le dire, il n'y a d'*insupportable* que la hardiesse avec laquelle vous déclamez d'un ton méprisant contre l'expérience ; et la jactance que vous mettez dans l'annonce d'une *légère théorie* qui, dites-vous, doit tout changer, frayer de nouvelles routes, est seule *insupportable* pour vos confrères, que vous avez la présomption de croire assez ignorans pour ne pas s'apercevoir de votre tactique dépréciative de l'observation contre laquelle vous ne cessez de vous déchaîner dans vos phrases paradoxales, alors même que, voulant avoir quelque succès, vous êtes contraint de suivre les voies sûres de ce que vous appelez l'*empirisme insupportable*.

A la page 209, M. Broussais nous dit : « Dans » les fièvres intermittentes, c'est *constamment* les membranes muqueuses qui sont » enflammées. »

Toujours l'idée favorite en avant ; afin de prémunir contre l'influence de cette idée exclusive, je remets sous les yeux les faits suivans.

En parlant des fièvres intermittentes, M. Roucher dit : A Montpellier, où presque toutes les fièvres sont gastriques bilieuses, ou muqueuses, et rarement compliquées avec la diathèse inflammatoire, j'ai mis peu communément la saignée en pratique ; les inconvéniens que j'en ai vu résulter, entre les mains d'autres médecins, m'ont beaucoup restreint à cet égard. C'est l'observation qui m'a dirigé, et qui m'a convaincu que la saignée tournoit souvent au détriment des fébricitans.

Le même auteur dit : C'est toujours le lendemain de l'accès, c'est-à-dire dans l'apyrexie que je prescrivois deux ou trois grains de tartre stibié, noyés dans dix onces d'eau, parce que l'appareil gastrique bilieux ou muqueux, accompagne constamment les fièvres intermittentes ; la saleté de la langue limoneuse ou blanchâtre, la pesanteur de l'estomac, les nausées et les vomissemens spontanés c aractérisent assez cette congestion suburrale. Les signes de turgescence qui se soutenoient quelquefois après ce vomitif, me forcèrent à le répéter, et alors il opéroit souvent autant par bas que par haut. Les succès que j'en ai presque toujours obtenus, étoient d'autant plus frappans, que ce seul remède a souvent enlevé des fièvres intermittentes qui traînoient depuis quelque temps. Aussi je traite communément ces fièvres par l'*émétique*, qui en est quelquefois le meilleur spécifique ; car je pense qu'il faut dissiper la fièvre en enlevant les mauvais sucs, et de plus dans ces divers cas, en agissant encore d'une manière perturbatrice, c'est-à-dire en imprimant au principe vital vicieusement affecté, un autre ordre de mouvement qui le ramène à son état naturel.

Il étoit expédient de recourir, le surlendemain du vomitif, aux autres évacuans, parce qu'on ne pouvoit pas méconnoître la turgescence intestinale, assez bien prononcée par l'amertume ou la patosité de la bouche, la couleur jaunâtre ou blanchâtre de la langue, la perte de l'appétit, le dégoût, la douleur des lombes, des genoux, et les lassitudes des extrémités inférieures. C'étoit la surcharge gastrique plus ou moins considérable, qui décidoit la répétition des purgatifs, entre lesquels il convenoit de ne pas mettre un trop long intervalle, parce que la matière étoit mobile et flottante.

C'est un point digne de remarque, dit le même écrivain, que les fièvres automnales étoient très-susceptibles de récidiver, de se reproduire même sous une autre forme, de prendre un type différent, de traîner ensuite en longueur, et de dégénérer enfin en des maladies fort graves, *lorsqu'on se pressoit de recourir au quinquina, avant que la cause matérielle fût entièrement détruite.*

Il s'ensuit donc que le quinquina, dont la vertu fébrifuge est universellement préconisée, ne devient utile que lorsque les premières voies sont déblayées, et que les accès résistent aux purgatifs qu'on a soin d'administrer *à propos.* Il ne pouvoit être heureusement employé, qu'après le cinquième ou le septième paroxisme, à moins que leur durée ne fût trop longue, et n'exposât à un danger évident. (Roucher. Med. clinique, tom. 1, pag. 130 et 132.)

M. *Le Camus* nous fait connoître dans le Journal Economique, pour le mois d'avril 1755, que les fièvres doubles-tierces furent fort communes à Paris, pendant le mois de mars 1755, et que ces fièvres commençoient par un grand frisson, un violent mal de tête et des envies de vomir ; ensuite succédoient une chaleur brûlante et des sueurs assez abondantes, il remarque que la nature sembloit montrer la première indication par les vomissemens, et les envies de vomir qu'elle excitoit; aussi, après le premier ou le second paroxisme, falloit-il profiter de l'instant du relâchement, pour prescrire quelques remèdes qui évacuassent le ventre et l'estomac. *Les évacuations finies, les malades se sentoient considérablement soulagés*, le mal de tête et les envies de vomir disparoissoient, et le retour de la fièvre n'étoit plus marqué que par de légers frissons, suivis de chaleurs et de sueurs. Le *quinquina purgatif dissipoit le reste de ces accidens, sur-tout lorsqu'il s'établissoit un cours de ventre très-abondant, pendant lequel les malades rendoient une prodigieuse quantité de bile.* Alors on pouvoit annoncer une guérison prochaine, qui étoit constatée dès le cinquième accès, ou dès le septième au plus tard. Il n'en étoit pas de même, ajoute M. *Le Camus*, lorsque dans le commencement de ces fièvres on faisoit quelque erreur dans le traitement; elles dégénèroient en fièvres malignes ou en fluxions de poitrine. La saignée sur-tout, si elle étoit réitérée, manquoit rarement de produire l'un de ces effets.

Enfin, pour démontrer que les fièvres intermittentes n'ont pas toujours pour cause l'irritation ou l'inflammation de l'estomac, je rappellerai que les préparations arsenicales ont été employées dans les fièvres intermittentes, par *Fowler*, *Locatelli* ; et que le docteur *Fodéré* nous a donné un mémoire sur l'emploi de l'arseniate de potasse dans ces maladies.

Lucadou dit : L'observation m'a prouvé qu'on guérissoit plus de la moitié des fièvres intermittentes tierces et double tierces, lorsqu'il n'y a aucune complication essentielle, par le seul usage des évacuans des premières voies. (Ouvrage cité, page 25.)

Comme M. Broussais veut encore nous faire accroire que le rapprochement des fièvres intermittentes et des irritations, ou maladies intermittentes ou périodiques, est un effort de son génie, je lui remettrai sous les yeux, et sur-tout sous ceux des *novices* qu'il attire par ses jactances, quelques passages de l'ouvrage *de Medicus*, sur les maladies périodiques.

Cet auteur dit : 1° Il y a une grande affinité entre les maladies périodiques et les fièvres d'accès. Il en donne comme première preuve, que tous les symptômes qui constituent les maladies périodiques, proprement dites, se manifestent aussi avec les fièvres.

2° Il arrive souvent que l'une et l'autre espèce de maladies se remplacent réciproquement, et qu'ainsi un malade est quelquefois sujet à une maladie périodique après une fièvre d'accès ; et d'autres fois une fièvre d'accès succède à des symptômes périodiques.

3° Les intervalles libres que les fièvres d'accès et les maladies périodiques observent, fournissent encore une autre preuve certaine de l'affinité qu'elles ont entre elles.

4° L'urine que rendent les sujets dans les intervalles libres, est une quatrième preuve essentielle de cette affinité. Enfin la méthode curative est la preuve la plus convaincante de l'étroite affinité de ces deux espèces de maladies : la même convient à l'une et à l'autre. Ces fièvres d'accès et les maladies périodiques sont, il est vrai, deux espèces, mais d'une classe principale.

M. Broussais a voulu tourner en dérision les constitutions médicales, je l'ai réfuté dans un autre écrit (1).

Il a encore voulu jouer, railler ceux qui reconnoissent, dans quelques constitutions médicales, *le génie intermittent* ; cependant

---

(1) Voyez Opposition aux Erreurs sur la Science Médicale, Paris 1817.

Casimir Medicus, voulant démontrer l'importance de la considération des maladies régnantes, dit, dans le paragraphe qui concerne cet objet: je me trouvois avec un régiment, dans lequel régnoit une redoutable fièvre soporeuse, et j'observai, en même temps, que plusieurs autres soldats avoient un coma périodique, sans présenter le moindre signe de fièvre. La maladie régnante me découvrit bientôt la nature de ce symptôme particulier, et je le fis cesser sans beaucoup de peine.

Deux années après, il se répandit une maladie qui souvent faisoit venir en un jour trois cents hommes à l'hôpital militaire. C'étoit une fièvre d'accès de mauvais caractère et presque continue; mais ce qu'il y eut de plus singulier, fut un spasme général et long, qui tantôt avoit l'apparence d'une épilepsie, tantôt d'une léthargie. Dans le même temps j'eus à traiter divers malades qui, quant aux apparences, étoient attaqués de plusieurs symptômes absolument différens de l'épidémie régnante. L'un avoit une salivation spontanée, l'autre devenoit maniaque à son poste, un troisième étoit pris d'une horrible toux avec un crachement considérable. L'épidémie régnante me fit bientôt apercevoir l'ennemi déguisé sous ces diverses apparences. Je le reconnus pour être d'une nature périodique, et j'empêchai à temps qu'il ne récidivât.

Ainsi, dit Casimir Médicus, lorsqu'il règne des maladies des trois espèces de la classe principale (Classe principale, fièvre périodique, qui comprend pour première espèce les fièvres d'accès; seconde espèce, fièvre d'accès de mauvais caractère; troisième espèce, maladies périodiques.), il ne faut pas oublier qu'il peut se compliquer ensemble des maladies périodiques de diverses espèces; il faut avoir l'œil fort attentif, de peur de se laisser abuser en prenant pour idiopathique une maladie de cette nature; car depuis que l'habile Sydenham a avancé cette proposition, concernant les maladies générales régnantes, et les maladies intercurrentes, qui paroissent en même temps, et qu'en outre ce principe a été confirmé par les médecins hippocratiques, en conséquence de ce qu'ils avoient eux-mêmes observé; ce seroit, non pour la science, mais pour ceux qui en font l'application *une honte éternelle*, s'ils perdoient de vue cette doctrine, soit par ignorance, soit faute d'attention. Il y a encore une autre raison qui oblige l'homme de l'art à être attentif aux épidémies régnantes, c'est que les maladies périodiques ne sont jamais plus dangereuses, ou même plus funestes, que dans ces circonstances, sur-tout si l'épidémie est elle-même de mauvais caractère.

Voilà des faits, MM. de la nouvelle section; nous en sommes aussi prodigues, parce qu'ils ne nous manquent pas, que vous en êtes avares. En revanche, vous êtes subtils, discoureurs dans la discussion, et abondans en sophismes; mais quelque flexible que soit votre rachis lorsqu'il s'agit de courbettes, ces coups vous atteignent. N'entendez-vous pas la sentence de *Casimir Médicus?* Elle foudroie sur son trône, fumée de l'encens de votre adulation, celui que vous appelez *illustre*. Il tombe le despote, et vous qui désirez l'organisation d'une aristocratie, reconnoissez la voie de la vérité qui se sert de *Médicus* pour vous crier : *Honte éternelle à ceux qui foulent aux pieds l'expérience.*

Il est nécessaire, avant de nous éloigner de ce sujet, de donner un échantillon de la force et de la justesse de la dialectique du grand réformateur, qui dit à la page 55 de son Examen : « Il y a des fièvres et des phlegmasies chez des » sujets affaiblis, *la foiblesse générale les fa-* » *vorise même dans bien des cas*, en facilitant » l'inégale répartition des forces, principale

» cause des phlegmasies et des fièvres. » Et à la page 186, le même auteur dit : « On reconnoît des fièvres adynamiques, c'est-à-dire, » sans force. Le défaut de force ne produit la » fièvre qu'en donnant lieu à une irritation » locale ; je l'ai prouvé. » Il paroît que cet auteur, en écrivant le passage de la page 55, ne pensoit pas à ce qu'il devoit écrire à la page 74, et que, lorsqu'il écrivoit la page 186, il avoit oublié qu'il avoit dit à la page 74 : « J'ai » déjà fait voir l'absurdité de ceux qui voient » dans la fièvre et l'inflammation, la preuve » de la débilité de l'économie en général. » Raisonnons ; car songez, M. Broussais, ainsi que vous nous l'avez rappelé (page 164), que *le raisonnement est l'apanage de l'homme, le flambeau de ses actions, la voie de son perfectionnement.* Vous convenez que la foiblesse peut-être cause d'irritation locale ; donc ces irritations locales ne sont pas la première cause connue (dans ces cas) de l'état pathologique. Donc, si vous voulez prendre pour caractère d'une maladie la cause la plus évidente, comme il est des circonstances où, dites-vous, la foiblesse générale produit des irritations locales, vous êtes forcé de ne voir dans ces irritations que l'effet d'une cause qui est la foiblesse ; donc vous reconnoissez la foiblesse comme cause d'irritation locale, donc il est des maladies dont l'essence est la foiblesse, *des maladies adynamiques*. Vous avez, dites-vous, fait voir l'*absurdité de ceux qui regardent la fièvre comme la preuve de la débilité de l'économie en général*. Mais si vous avez dit que la foiblesse produit l'irritation, la fièvre, vous ne pouvez pas, sans absurdité à votre tour, nier qu'une cause ne peut se reconnoître qu'à ses effets. Or, l'irritation, l'inflammation pouvant être un effet de la foiblesse, on peut dire que cet effet sert à indiquer sa cause ; on peut dire, d'après vous, qu'il est des circonstances où l'irritation indique la foiblesse de l'économie en général ; car si l'on connoît la liaison de la cause à l'effet, on peut tout aussi bien remonter de l'effet à la cause. En bonne logique, d'après vos diverses propositions, vous êtes forcé de convenir, si vous ne préférez pas être *absurde* dans vos raisonnemens, que l'on peut voir dans l'*irritation la preuve de la débilité de l'économie en général.* Mais comme votre *sentence* est prononcée contre ceux qui pensent ainsi, vous vous fouettez vous-même, et vous êtes forcé de venir vous ranger *dans votre catégorie des gens* absurdes.

« D'après la doctrine de Brown, dit M. Broussais, à la page 131, on est obligé de pro-

» diguer les stimulans à un homme abattu » par une violente péripneumonie, au lieu de » soulager ses poumons par la saignée. » Quoique je ne sois pas plus Brownien *qu'irritaphobe*, je ne puis m'empêcher de faire apercevoir ici le peu de vérité de l'assertion du chef de la section physiologico-cadavérique, car Franck fils dit positivement : « qu'on » ne doit pas regarder comme réellement » foible un malade attaqué d'une péripneu- » monie, quoiqu'il ne puisse faire aucun » mouvement, puisqu'une saignée lui re- » donne la force de se relever de son lit, et » la santé ; ce qui n'arriveroit certainement » pas si la maladie avoit d'abord été pro- » duite par un excès de foiblesse. » (Trad. de M. Bertin, ouvrage cité, tome 1 page 69.)

C'est en parlant de cette circonstance que Stoll a dit : *Cur pulsus in peripneumoniâ nonnunquam debilis, venæ sectione factâ sit fortior.* (Stoll aph. 185.)

La foiblesse et la petitesse du pouls n'empêchent pas les bons praticiens de reconnoître les inflammations ; car ainsi que l'a dit M. R. J. Bertin, médecin en chef de l'hospice Cochin, et mon compatriote, *le pouls n'est-il pas petit et concentré dans certaines inflammations*. Mais M. Broussais ne veut tenir aucun compte de ce qui a été dit ou fait avant lui, il prétend pouvoir seul nous éclairer.

Profitons de la circonstance qui nous a fait parler des affections de poitrine, pour remettre sous les yeux des étudians, les faits recueillis par l'observation, et consacrés par l'expérience, afin de faire sentir combien une maladie qui le plus ordinairement est une irritation, une inflammation, fréquemment traitée avec succès par les antiphlogistiques et que l'on croiroit, d'après la théorie de l'irritation, devoir traiter constamment par la même méthode, exige cependant d'attention du médecin, pour reconnoître ses variétés, qui requièrent des méthodes thérapeutiques différentes, sur-tout selon les constitutions médicales.

Une grande quantité d'affections de la poitrine, dit Bordeu, sont toutes de la tribu catharreuse, trop étendue si l'on veut, par les Anciens; mais réduite, sans doute, à de trop étroites bornes, par les Modernes qui n'ont été occupés que de l'inflammation, et qui ont souvent cru l'apercevoir où elle n'étoit point. (Tissu muqueux, page 191.)

Outre que la saignée ne convient pas dans tous les temps de la pleurésie et de la péripneumonie, on a vu plusieurs de ces maladies où elles étoient absolument contraires. On éprouva les bons effets des vésicatoires dans la pleurésie épidémique qui régna à Edimbourg dans le printemps de 1732.

Si la violence des symptômes engageoit quelquefois à répéter la saignée, le pouls en devenoit si foible, qu'on pouvoit à peine lui redonner la force convenable, par l'application des vésicatoires ; lorsqu'elle étoit suivie d'une sueur abondante, la maladie finissoit heureusement, sans cela le pleurétique terminoit sa vie, accablé par la douleur, les anxiétés et l'oppression. (Essais de med. d'Edimb. tome 1er (1).

M. Le Camus nous apprend que les fluxions de poitrine furent communes et meurtrières à Paris, pendant le mois d'avril 1754 ; que le caractère *putride du sang, s'y manifestoit par un vice scorbutique*, et même le scorbut qui infecta les hôpitaux et un grand nombre de maisons de Paris ; aussi, ajoute-t-il, on n'a pas vu les saignées réussir dans ces fluxions de poitrine. M. Petit nous a assuré que les fréquentes saignées dans ces maladies condui-

(1) Dans le cinquième volume du même ouvrage, il est dit que la ville de Turin fut affligée, au mois de février 1736, de pleurésies dans lesquelles la saignée étoit nuisible.

soient les malades au tombeau, et qu'il avoit éprouvé des effets prompts et efficaces des emplâtres-vésicatoires appliqués aux cuisses et aux jambes; de sorte que, d'un grand nombre de malades de cette espèce, qu'il avoit vus, il ne lui en étoit pas mort un seul. M. Le Camus nous apprend encore que la liste des pleurétiques, traités par les phlébotomistes, pendant le mois d'avril 1755, sera un vrai Martyrologe. (Journal économique, mai 1754 et 1755.)

Hippocrate (de Morb. Popul. liv. 6, sect. 7) fait mention d'un grand nombre de malades qui ne reçurent aucun soulagement de la saignée, ni dans l'esquinancie, ni dans l'inflammation des poumons. Il parle encore dans un autre endroit (*Coac. prœnot. n*° 491), de certaines douleurs de côté, que la saignée rendoit plus mauvaises.

D'après Cælius Aurelianus (de Morb. acut. liv. 2, cap. 22), il régna à Athènes et à Rome, une pleurésie où la saignée fut nuisible.

Sydenham (Opera, sect. 5, cap. 5.), dit que la saignée fut désavantageuse dans le traitement des pleurésies qui survenoient à une fièvre épidémique.

Lansici (*Hist. Romanœ Epid. cap.* 6.)

parle d'une pleurésie qui régna à Rome en 1709, et où la saignée fut utile dans un temps, et mortelle dans un autre, et d'après Bianchi (Hist. Hepat. part. 3, page 759), il se montra à Turin, en 1721, des pleurésies que la saignée rendoit mortelles, mais si cette évacuation de sang augmentoit les accidens, *les purgatifs les calmoient toujours.*

Il dit avoir purgé avec succès presque tous ses malades avant le 7e jour, et que plus on évacuoit la bile, mieux ils se trouvoient. *Il arrivoit presqu'à tous une diarrhée bilieuse le quatrième jour.* On connoît les travaux de Stoll.

Lucadou dit, en parlant du traitement de ce qu'il appelle *fièvre pneumonique*, l'abus de la saignée fut de toutes les erreurs, la plus dangereuse. Ce secours n'étoit jamais nécessaire, lorsqu'avant l'apparition de ces fièvres, on avoit évacué les premières voies. Les saignées trop répétées, bien loin de diminuer l'affection de la poitrine, sembloient l'aggraver, elles augmentoient la tension et *la sensibilité de la région épigastrique, et on voyoit alors la chaleur devenir plus vive, et prendre un caractère d'acreté.* Tous ces symptômes n'étoient modérés que par l'usage des laxatifs, mais ces remèdes devenoient inutiles lorsque le désordre avoit fait trop de progrès. (Lucadou. ouvrage cité, page 239.)

La solution heureuse de la fièvre, que Lucadou appelle mésentérique pneumonique, et celle qui est la plus familière, dit cet auteur, se fait par les selles, et en même temps le malade rend des crachats plus ou moins *cuits*, suivant l'intensité des symptômes relatifs à l'affection de la poitrine. Les selles critiques forment rarement une diarrhée continue, elles sont plus ordinairement l'effet des laxatifs donnés à propos, et le besoin de ces remèdes est annoncé par une augmentation de la tension de l'abdomen, et plus particulièrement des hypocondres, par une douleur légère de ces parties, par un accroissement sensible de la difficulté de respirer, par des mal-aises sensibles et une plus grande intensité des mouvemens fébriles; dans cet état les lavemens sont quelquefois suffisans pour procurer des selles copieuses; mais il est plus prudent de donner un purgatif doux, quoique le plus léger aiguillon détermine des évacuations abondantes, il est rare que la *nature se débarrasse seule*, et *si on néglige de l'exciter, la fièvre augmente* de plus en plus, la tension de l'abdomen devient plus douloureuse, l'oppression s'accroît, les crachats se suppriment, le pouls prend un mauvais caractère, et la mort suit de près, surtout si on a pratiqué la saignée au moment où la maladie commence à présenter un aspect dangereux. *Les laxatifs seuls peuvent réparer ce désordre. Je leur ai vu opérer des miracles, lorque j'avois l'attention de soutenir les forces par quelques cordiaux* : ces derniers remèdes sont d'autant plus nécessaires que ces évacuations sont plus considérables : car la nature a besoin d'une certaine somme de forces pour rétablir en même temps les crachats. Les vésicatoires appliqués sur la poitrine, ont quelque utilité; ils soutiennent le ton des organes de la respiration par leur vertu excitante, et ils favorisent l'expectoration, mais cet effet est nul lorsqu'on néglige de dégager l'abdomen. (Lucadou. Mem. sur les maladies les plus communes à Rochefort, page 241.)

Les Sérane père et fils, dit Bordeu, étoient médecins de l'hôpital de Montpellier ; le fils étoit un *théoricien* léger, qui savoit par cœur, et qui redisoit continuellement tous les documens de l'inflammation ; comme des enfans qui vous répètent sans cesse, et avec un air plus ou moins niais; *la cigale ayant chanté tout l'été, maître corbeau sur un arbre per-*

ché, etc. Sérane, père, étoit un bon homme qui avoit été instruit par de grands maîtres; il avoit appris à traiter les fluxions de poitrine avec l'émétique; il le donnoit pour le moins tous les deux jours, avec ou sans l'addition de deux onces de manne.

C'étoit son grand cheval de bataille. Je le lui avois vu lâcher plus de mille fois, et partout et pour tout. Le fils se proposa de convertir le père et de le mettre à la mode, c'est-à-dire, de lui faire craindre la phlogose, l'éréthisme, l'irritation, les déchirures des petits vaisseaux. Le cher père tomba dans une espèce d'indécision singulière : il ne savoit où donner de la tête. Il tenoit pourtant ferme contre la saignée; mais lorsqu'il étoit auprès d'un malade, il murmuroit, et s'en alloit sans rien ordonner. Je l'ai vu à plusieurs reprises apostropher son fils avec vivacité, et lui crier, lorsqu'il auroit voulu donner l'émétique, *mon fils, m'abès gastat!* mon fils, vous m'avez gâté. Jamais cette scène singulière ne sortira de ma mémoire : je lui ai bien de l'obligation, et les malades de l'hôpital lui en avoient beaucoup. Ils guérissoient sans être presque saignés, parce que le vieux Sérane n'aimoit pas la saignée; et sans prendre l'émétique, parce que le jeune Sérane avoit prouvé à son père que ce remède augmente l'inflammation. Les malades guérissoient, et j'en faisois mon profit. J'en concluois que les saignées que Sérane le fils multiplioit, lorsqu'il étoit seul, étoient tout au moins aussi inutiles que l'émétique réitéré auquel Sérane père étoit trop attaché. (Bordeu. Trait. du Tissu muqueux.)

Quelque aptitude que l'on ait à pouvoir bien discerner les différentes espèces de fluxions de poitrine, dit Roucher, il arrive cependant qu'elles ont tant de similitude avec certaines affections gastriques vermineuses, qu'on les confond quelquefois ensemble. En effet, les maladies vermineuses simulent si bien les points de côté, empruntent tellement la forme de fluxions de poitrine, que bien des médecins éclairés se sont laissé tromper plus d'une fois. Quarin en cite quelques exemples. Ce n'est qu'en analysant leurs traits, qu'en rapprochant tous leurs symptômes, qu'en recherchant les causes, qu'on peut se mettre à l'abri de cette méprise qui conduit à des conséquences funestes. Dans un cas de cette nature, qui en imposa à un praticien très-exercé, j'ai vu pratiquer une saignée dont le malade faillit périr. (Roucher. Ouvrage cité, pag. 177.)

Baillou nous fait connoître le fait suivant : *Puero dolor erat circùm latera, detrahebatur audacter sanguis, dolores non concedebant, inopinatò vermes exclusi sunt, dolores quieverunt, an vermes id facere potuerunt? Ita prorsùs, imo et innumeras doloris species excitare possunt in omnibus partibus, ac præsertim si ad ventriculum repant. Mulierem vidimus cui stomachus et ventriculus* (1) *intumuerat cum suffocationis periculo, exclusis vermibus levata est. An huic sectio contulisset? Nequaquam. Itaque nos admodum esse sagaces oportet.* (*Ballonius.* Epid. et Ephem., liv. 1, pag. 21, edente Thevart.)

La fièvre vermineuse pneumonique n'est pas bien rare, dit Lucadou, sur-tout parmi les enfans; elle n'est particulière à aucune saison; mais elle est très-difficile à connoître dès le début, et à distinguer des autres fièvres putrides des premières voies. J'avoue que j'ai souvent vu des malades chez qui je ne soup-

---

(1) Ces deux mots pourroient paroître un pléonasme à quelques personnes; mais voici l'idée attachée au mot Stomachus. *Strictissimè vero stomachus dicitur alterum extremum æsophagi insertum ventriculo, sive orificium ventriculi sinistrum, situm sub cartilagine mucronata, quam ob id natura videtur comparasse, ut ipsius esset propugnaculum. Quod alias obexquisitissimum sensum græcis cordia quoque dictum fuit.* (*B. Castelli. lexi. med.*, *page* 688.)

çonnois pas de vers, qui en rendoient en quantité par l'effet des émétiques ou des purgatifs, et qui en éprouvoient beaucoup de soulagement : d'un autre côté, j'ai quelquefois cru une fièvre pneumonique vermineuse ; et, malgré l'usage des vermifuges, qui me paroissoient les plus appropriés, et des évacuans, je n'ai aperçu aucune trace de vers pendant tout le cours de la maladie.

Je soupçonne qu'une fièvre pneumonique est vermineuse, lorsque c'est un enfant qui en est atteint ; ou chez un adulte, lorsque la douleur de poitrine est vague ; je l'ai vue telle dans des cas même où les crachats étoient fortement ensanglantés : ce signe ne suffit cependant pas toujours ; car j'ai vu aussi des fièvres vermineuses où la douleur de côté étoit très-fixe. Je soupçonne encore ce caractère, lorsque le malade a des anxiétés précordiales vives, et qui ne sont en aucune proportion avec les autres phénomènes de la maladie, lorsque j'observe beaucoup de symptômes nerveux, des alternatives fréquentes de froid et de chaud, des bouffées de sueur sans augmentation sensible de chaleur, une très-grande irrégularité dans le pouls, et dans la marche des mouvemens fébriles. Pendant l'hiver de 1778, il entra à l'hôpital un soldat de marine, qui avoit depuis vingt-quatre heures les symptômes d'une pleurésie essentielle. La douleur de ce côté étoit fixe et vive, la difficulté de respirer considérable. Il étoit tourmenté par une toux fréquente et pénible, qui lui faisoit arracher de temps en temps des crachats qui sembloient n'être que du sang pur; le pouls étoit dur et irrégulier, la face rouge, la chaleur de la peau assez modérée, j'ordonnai une saignée du bras, et je la répétai le lendemain matin : ces deux saignées ne diminuèrent en aucune manière l'affection de poitrine. Je trouvai le soir du second jour le pouls plus irrégulier; il y avoit eu quelques anxiétés précordiales: on me dit qu'il avoit saigné du nez deux fois dans l'après-midi; mais il n'avoit perdu, à chaque fois, que quelques gouttes de sang; il se plaignoit un peu de céphalalgie. L'ensemble de tous ces symptômes me persuada que c'étoit une fièvre pleurétique vermineuse; je lui ordonnai trois onces d'huile d'olive, et un lavement laxatif à prendre deux heures après. Le jour suivant sa situation étoit la même; il n'avoit rendu que son lavement; il prit deux grains de tartre stibié dans un verre d'infusion vermifuge; un quart-d'heure après il fut tourmenté par des anxiétés précordiales, qui furent portées jusqu'à la défaillance ; à la suite de ces anxiétés, il vomit une très - grande quantité de vers et de matières bilieuses. Le soir tous les symptômes pleurétiques avoient disparus ; la fièvre avoit considérablement diminué ; le pouls étoit devenu mou et égal ; il ne conservoit qu'un peu de fréquence ; quelques vermifuges et deux purgatifs, terminèrent très-heureusement cette maladie. (Lucadou. Ouvrage cité, pag. 249 et 250.)

Terminons cet article en disant avec Roucher : il suit des faits, que nous venons de rapporter, qu'on ne doit pas traiter d'une manière uniforme les fluxions de poitrine.

Ce seroit s'écarter de la médecine hippocratique, que de ne pas avoir égard à la cause matérielle qui les produit. Malheur au jeune praticien qui croiroit que cette maladie demande le même traitement, parce qu'elle porte le même nom. Qu'il se rappelle que les symptômes d'une maladie ne forment pas sa cause, et que son nom ne constitue pas assurément sa nature ; qu'il n'oublie jamais qu'il ne faut point confondre les noms avec les choses, et que chaque maladie doit être considérée, ainsi que l'a déjà dit Huxham, non suivant la dénomination, mais selon la nature, la cause, le climat, et les symptômes particuliers qu'elle présente. (Roucher. Ouvrage cité, pag. 207.)

Malheur au médecin qui seroit l'esclave d'une seule et même méthode ! Qu'il se persuade qu'il ne peut y en avoir d'universelles, quoiqu'il y en ait de plus généralement accueillies.

Ac æquum ne est tanquam causa eadem sit, ac idem malum, remedium idem usurpare, et omnibus eumdem cothurnum attribuere? (Ballon. Epidem., lib. 1, pag. 80.)

M. Broussais, après s'être gratuitement arrogé la gloire de savoir seul considérer sous le vrai point de vue médical la région épigastrique, voudroit nous faire penser qu'il est le seul qui ait aperçu la lésion de cette partie du corps dans les fièvres, et qu'il n'y a que lui qui ait averti les praticiens des modifications qu'ils doivent apporter dans leurs méthodes thérapeutiques qui ont toujours été suivant lui vicieuses, parce qu'ils n'ont pas su reconnoître, à l'aide de l'anatomie pathologique, la véritable nature des fièvres qui est une irritation, sur-tout de la muqueuse des voies digestives. Nous contestons à M. Broussais l'avantage de nous avoir fait connoître la lésion de l'estomac dans certaines fièvres, et lui laissons seulement le ridicule qu'il se

10

donne, en ne voyant presque par-tout que cette inflammation.

Démontrons que les avantages et les désavantages des toniques et des débilitans ont été bien appréciés par les observateurs qui, avant M. Broussais, ont su faire attention à l'état des organes.

Les fièvres putrides et adynamiques, dit Gilbert, qui sont si communes dans les hôpitaux militaires, ont constitué l'épidémie fébrile qui a été si générale en Pologne. Le plus souvent le premier état de la maladie n'étoit, pour ainsi dire, que le précurseur du second; alors les accidens azoodynamiques se développoient avec plus ou moins d'intensité. Dans ces divers temps la méthode curative générale, adoptée par les médecins français, fut l'emploi des excitans fortifians à l'intérieur; les stimulans externes, les sinapismes, les vésicatoires simplement rubéfians, successivement appliqués à diverses parties du corps.

Les accidens graves de cette maladie étoient, ou l'irritation de l'organisme portée à un haut degré, ou une azoodynamie locale très-grave. Dans le premier cas, on combattoit les accidens par la combinaison ou des toniques, ou des excitans avec les adoucissans mucilagineux.

Si l'estomac se trouvoit être spécialement irrité et fatigué par les vomissemens, on ordonnoit la potion de Rivière du formulaire.

Lorsqu'il y avoit des complications, les médecins modifioient le traitement de manière à ne jamais perdre de vue l'état des forces vitales, *et cependant à remédier en même temps aux affections locales qui formoient les complications.* (Gilbert. Tabl. hist. des malad. de mauv. caract. page 99.)

C'est en parlant du traitement de ces fièvres, que Gilbert dit : J'emprunterai ici les réflexions du praticien de Prusse, dont la réputation est aujourd'hui si brillante, et dont l'opinion doit avoir une influence puissante sur la théorie et la pratique des médecins ses compatriotes et ses contemporains. Il existe souvent, dit M. Hufeland, avec la fièvre asthénique, une telle disposition *à l'irritabilité dans l'estomac, le tube intestinal, l'organe cérébral, les voies urineuses, l'appareil de la respiration*, que la dose d'excitans, qui est indispensablement nécessaire à l'état asthénique de l'organisme, produit des vomissemens, des coliques, des diarrhées, le délire, la strangurie, l'ischurie ou des toux, des dyspnées, en un mot, divers accidens plus inquiétans les uns que les autres. Ceci s'observe particulièrement dans les hémorragies passives, lorsqu'à la foiblesse générale qui les a déterminées, se *joint une grande irritabilité du système vasculaire.* Vous voyez alors les excitans, tels que le vin, le musc, le camphre, accroître l'hémorragie qu'ils arrêteroient, si la foiblesse qui les cause n'étoit pas unie à une excessive *irritabilité.* Dans ces cas, on est bien obligé de suspendre l'action de la méthode *radicale*, pour employer la méthode *palliative*; c'est ainsi que l'on administre les *mucilagineux*, les *huiles*, lorsque l'*éretisme occupe les membranes muqueuses;* les *antispasmodiques*, lorsque le système nerveux est affecté, les vésicatoires pour exciter un point d'irritation sur l'organe cutané, etc., etc.

Je me félicite, ajoute Gilbert, de m'être rencontré avec ce professeur si recommandable. J'ai dit, il y a plus de cinq ans, dans mon histoire médicale de l'armée française à Saint-Domingue, que la plus grande peine du médecin dans le traitement de la fièvre jaune, étoit d'avoir à combattre en même temps l'asthénie profonde de l'organisme, et l'*extrême irritabilité de certains appareils d'organes tels que l'estomac*, les voies urinaires. J'ai dit que l'excitant le plus léger et le plus indispensable, produisoit *par son contact sur l'estomac, une irritation telle qu'une chaleur brûlante*, *le vomissement, le spasme, survenoient le plus souvent, et qu'à cet état succédoient l'affoiblissement complet, les gangrènes internes et externes, et la mort.*

Tous les praticiens qui ont écrit sur la fièvre putride et maligne, dit le même écrivain, s'accordent à dire qu'il faut s'occuper particulièrement, dans le traitement de cette maladie, de la conservation des forces vitales par les cordiaux et les alexipharmaques ; mais *que cependant les stimulans trop actifs portent sur l'estomac, et sur le canal intestinal, une irritation qui détermine des inflammations, lesquelles dégénèrent promptement en gangrène.* (Gilbert. Ouvrage cité, pag. 133.)

L'usage des *excitans*, dit Reil, a besoin de l'expérience consommée des médecins qui les emploient, parce qu'à côté du bien qu'ils peuvent opérer, se trouve le mal qu'ils opèrent souvent. Il n'est que trop facile de surexciter par-là les forces vitales languissantes et épuisées, *alors il s'établit des inflammations locales, des gangrènes, des spasmes terribles, des délires effrayans.* (Consultez l'excellent ouvrage de ce praticien. Memorabilia clinica fasci 4.)

Si le délire effrayant augmente dans la fièvre des prisons, dit Pringle, par l'*usage du vin*, si les yeux paroissent égarés, et que la voix devienne plus vive, c'est une forte présomption d'une véritable frénésie. J'ai observé qu'alors tous les remèdes internes échauffans, ne faisoient qu'augmenter les symptômes, tandis que les vésicatoires, qui étoient inutiles auparavant, devenoient extrêmement avantageux, ayant remarqué que le délire provenoit de deux fautes tout-à-fait contraires, les saignées copieuses et réitérées, *le vin, les cordiaux donnés de trop bonne heure*, il s'ensuit que les principes, par rapport au traitement, sont très-délicats. Ainsi, ni le régime chaud, ni les rafraîchissemens, ne conviennent pas à tous les malades, ni dans les différens périodes de la maladie. (Pringle. Ouvrage cité, pag. 280.)

Je recommande d'user de la plus grande circonspection dans l'administration des médicamens actifs, dit M. Thouvenel, de ne les employer qu'à doses graduées ; et je recommande aussi d'en surveiller les effets ; car, à chaque instant, la sensibilité du malade peut changer de siége, et quitter tout à coup les organes où elle se trouvoit en excès, pour se reporter sur ceux où elle étoit en défaut, *et vice versa*. Alors, là, les médicamens actifs pourroient produire des ravages.

Si les effets ataxiques se passent *aux organes épigastriques*, dit le même écrivain, c'est de ce côté que l'homme de l'art doit diriger ses moyens curatifs : *Les calmans internes et externes, sur les endroits irrités; les irritans sur les parties éloignées, à titre de dérivatifs, seront judicieusement employés. D'un autre côté, il faut prendre garde qu'en cherchant à stimuler localement un organe affoibli, l'on ne stimule sympathiquement ceux qui sont éloignés, et qui n'ont pas besoin de l'être.* (Thouvenel. Des Fièvres contagieuses, p. 109.)

Une seule saignée faite dans le début de la fièvre des prisons, dit Pringle, si elle est modérée, affecte fort peu le pouls; mais si l'évacuation est ample, et sur-tout si on la réitère afin d'obvier à la fausse indication de l'inflammation, le pouls, devenant plus fréquent, perd de sa force, et souvent sans pouvoir le ranimer, pendant que le malade tombe en délire. (Pringle. Ouvrage cité, p. 261.)

Les typhus qui se montrent sous la forme de péripneumonies malignes, décrites par Schenkius et Baillou, firent les plus grands ravages. Les saignées y ont toujours été meurtrières : aussi Huxham et Sarconne se sont-ils élevés contre leur usage, en attestant ses funestes effets dans ces circonstances.

Tandis que l'utilité des excitans a été observé par ces médecins, Baglivi et Franck, etc., ect., les ont célébrés comme des moyens héroïques dans ces cas. Jean Roy, peu satisfait du traitement débilitant employé dans les fièvres malignes, finit par ne faire usage que des cordiaux et de bonnes nourritures, et il fut plus heureux. (Jean Roy. Mém. sur le traité des fièvres malignes. Mém. de la Société de Méd. de Paris, année 1779.)

C'est encore ainsi que Lassone traitant des malades atteints de typhus, en perdit beaucoup par la méthode débilitante. Cependant il s'avisa tard d'employer une cure tonique, qu'il appelle nouvelle, et dont les succès le jetèrent dans l'étonnement. (Mém. de la Société de Médecine de Paris, ann. 1776).

Extraits des Considérations générales sur la Thérapeutique des maladies des armées par MM. Biron et Champeret.

1° *Moyens débilitans* : D'après tout ce que nous avons dit sur le caractère dominant des maladies des armées, et sur la nature des causes qui les produisent, et qui les entretiennent, il est facile de voir que les moyens atoniques doivent leur convenir bien rarement. Les graves inconvéniens qui résultent des méthodes antiphlogistiques ou débilitantes, soit à l'armée, soit dans les hôpitaux militaires, prouvent même, chaque jour, avec combien de réserve et de circonspection on doit en faire usage dans le traitement du soldat; Des affections d'une longueur interminable, de longues et pénibles convalescences, de fréquentes rechutes, une grande quantité d'hydropisies consécutives et de cachexies, en sont les déplorables résultats. Lorsqu'une évacuation sanguine est jugée nécessaire, si l'on craint de trop affoiblir le malade, on peut employer les sang-sues ou les ventouses scarifiées, qui dans beaucoup de cas, ont tous les avantages de la saignée générale, sans en avoir les inconvéniens.

2° *Moyens toniques* : Si la méthode débilitante convient rarement dans le traitement des maladies des armées, il n'en est pas de même de la méthode fortifiante, qui semble spécialement adaptée à l'ensemble des influences auxquelles les soldats sont exposés dans l'état malade comme dans l'état de santé, et au caractère dominant de leurs affections. L'emploi des toniques, au moment même de l'invasion de certaines maladies qu'on est quelquefois parvenu à faire avorter par leur moyen, n'est cependant pas toujours exempt d'inconvéniens, et chaque jour on a occasion d'en observer les funestes effets chez beaucoup de soldats qui, avant de se décider à entrer à l'hôpital, emploient par imprudence, ou dans l'espoir de se guérir, de hautes doses de liqueurs alcooliques, auxquelles ils associent même souvent les excitans les plus énergiques.

En général, on doit s'abstenir de ces puissans moyens dans les fièvres inflammatoires, dans la première et la seconde période des fièvres bilieuses, quelquefois même pendant toute leur durée, lorsqu'un pouls tendu et fréquent, une peau sèche et brûlante, une soif ardente et *une vive sensibilité à l'épigastre, annoncent un état d'irritation considérable*; dans les fièvres nerveuses, lorsque la sécheresse de la peau, la vîtesse et la fréquence du pouls, l'extrême sensibilité des sens et un délire violent les accompagnent. *On peut dire aussi que les toniques sont rarement utiles, pendant la première période des fièvres putrides ;* pour ne pas épuiser sans nécessité la force de réaction du malade, il faut les réserver alors pour les périodes suivantes, dans lesquelles ils sont d'une indispensable nécessité.

Relativement aux phlegmasies, les toniques doivent être exclus en général de leur traitement. Il ne faut pas *s'en laisser imposer par l'extrême débilité, soit réelle, soit apparente, qui accompagne si souvent certaines phlegmasies chroniques, et en particulier, la gastrite, la dyssenterie et l'entérite.*

Beaucoup de médecins croient pouvoir remédier à l'épuisement qu'amènent quelquefois assez promptement ces redoutables affections, par l'administration du quinquina, des teintures alcooliques, et autres excitans qui ne font qu'augmenter la foiblesse et précipiter la fin du malade. Le seul moyen, propre à rétablir les forces dans cette circonstance, seroit de faire disparoître l'inflammation de l'estomac et de l'intestin; et les toniques ne peuvent que l'augmenter ou l'entretenir....

Ces médicamens sont extrêmement utiles au contraire, et même d'une indispensable nécessité, vers la fin de certaines fièvres bilieuses, lorsque les fonctions languissent, et que l'action de l'estomac ne se rétablit pas, dans les fièvres muqueuses de tous les types, dans les fièvres putrides, dans certaines fièvres ataxiques qui se manifestent chez des sujets épuisés par un régime débilitant ou par des excès énervans, etc., etc. Les toniques ont les plus grands avantages dans les inflammations gangréneuses de toutes espèces, dans le scorbut, dans beaucoup d'hydropisies consécutives qui se manifestent parmi les soldats, et dans toutes les convalescences.

Mais dans ces circonstances même, où les toniques et les excitans sont les mieux indiqués, *il ne faut jamais perdre de vue que leur excès et leur abus jettent souvent le maladie dans un état de foiblesse pire que celui qu'on avoit en vue de combattre.* Il faut en outre se garder des prestiges de ces doctrines séduisantes à beaucoup d'égards, mais trop souvent erronées dans leur application, et qui confondent sans cesse sous des dénominations communes et plus ou moins vagues, des maladies très-différentes et des états pathologiques qu'il est essentiel de distinguer, portant à administrer ces médicamens dans beaucoup de cas où ils ne peuvent être que très nuisibles. Ainsi, dans un grand nombre de fièvres bilieuses et de fièvres nerveuses, dans beaucoup de catharres et autres phlegmasies muqueuses, qui réclameroient à peine les plus légers toniques à la fin de leur cours, on voit chaque jour les conséquences les plus funestes résulter de l'emploi intempestif des toniques, des excitans, des rubéfians, des vésicans, etc., prodigués avec confiance par des sectateurs outrés de la doctrine de l'*incitation*, que de dangereux préjugés aveuglent encore sur les effets d'une méthode aussi incendiaire. *(MM. Biron et Champeret.)*

Il est certain que ceux qui adopteront les idées paradoxales de M. Broussais, renonceront presque toujours, s'ils veulent être conséquens dans l'application des prétendus principes de leur chef, à l'emploi des vomitifs et même des purgatifs, excepté les cas rares où ils les emploiront comme dérivatifs, et non dans l'intention de débarrasser immédiatement les voix digestives. Afin de contrebalancer ces opinions exclusives, rappelons l'avantage de ces moyens thérapeutiques bien employés, et démontrons qu'avant les clameurs des *irritaphobes*, on avoit sçu apprécier leur héroïque vertu, ainsi que les effets nuisibles de leur emploi, selon les circonstances.

In morbis qui contagiis serpunt, emeticum, gliscente ad huc sub initium miasmate, cum alexipharmaco datum, summam promittit sanitatem et sæpè numero capitales has ægritudines, primâ in herba felicissimè jugulat. (Hoffmann.)

Je rappelle qu'un grand nombre de médecins célèbres tels que Sydenham, Quarin, Stoll, Stork, Collin, ont observé que si on néglige l'émétique au commencement de certaines maladies aiguës, il survient des diarrhées qui dérangent ensuite les évacuations critiques.

On doit employer les vomitifs avec précaution, dit Pringle, dans les fièvres des prisons. Avant la formation de la maladie, on peut en prendre un pour la prévenir; et même, si l'estomac est chargé de matières corrompues, comme cela arrive assez ordinairement en automne, on croit qu'un émétique convient aussi au commencement du second période, afin de soulager l'estomac et disposer à la transpiration.

Quand nos troupes, dit le même écrivain, revinrent dans l'automne de 1752, de l'expédition à la rade de Basque, on amena à l'hôpital de Portsmouth, plusieurs soldats attaqués d'une maladie composée d'une fièvre d'automne et d'une fièvre d'hôpital, la fièvre ordinaire à cette saison, prit bientôt une forme maligne dans les endroits du vaisseau trop chargé de monde où on les mit : tous ceux qui n'étoient pas fort abattus, et qui ne se plaignoient que d'un grand mal de tête, de constipation et de mal d'estomac; je les faisois d'abord *saigner* et *ensuite purger* ; après cela, procédant de la manière dont j'ai parlé dans le traitement des fièvres d'automne, je leur *donnois deux fois par jour un grain de tartre émétique, qui non-seulement faisoit aller par haut et par bas, mais encore amenoit une sueur.* Tous *ceux qu'on traita de cette manière se rétablirent.*

Avant M. Broussais, James Smith, dans ses observations sur la fièvre de Winchester, de l'année 1780, nous dit : l'émétique ne pouvoit être administré sans danger, lorsque l'estomac avoit *acquis un grand degré d'irritabilité*, qui le disposoit *aux vomissemens spontanés* ; mais le même écrivain, qui n'est pas aussi exclusif que M. Broussais, ajoute : Cependant l'émétique étoit dans un assez grand nombre de cas, de la plus grande utilité, lors de l'invasion de la fièvre. Le même Smith blâme les vomitifs et les purgatifs dans la deuxième période. Il a vu les uns et les autres augmenter beaucoup *l'irritabilité de l'estomac, les autres abattre tout d'un coup les forces des malades, et plus d'une fois, gangrener les intestins, comme il s'en est assuré par la dissection des cadavres.*

Il se défioit même des sudorifiques. Il

ne donnoit les toniques tels que le kina, que dans la troisième période ; mais comme à cette époque de la maladie, l'estomac des malades ne pouvoit ordinairement les supporter en dose suffisante, et que lorsqu'on les prenoit par la bouche, ils augmentoient fréquemment la sécheresse de la langue et du gosier, l'altération et la difficulté d'avaler ; on administroit des lavemens faits avec une décoction de bouillon de mouton ou de poulet. James Smith dit : Il y a des médecins qui donnent le kina dès le commencement de la maladie, mais une expérience de vingt-six ans ne me permet pas d'approuver cette pratique, parce qu'après l'avoir essayée bien des fois, j'ai constamment vu le kina administré avant la troisième période, augmenter la chaleur du corps, la sécheresse de la peau, de la bouche, du gosier, la fréquence du pouls, l'inquiétude, l'angoisse et l'insomnie.

Le même Smith dit, en parlant du traitement des symptômes particuliers : Il arrive souvent *au commencement des fièvres contagieuses, que l'estomac est irritable au point de rejeter tout ce qu'avale le malade.* Dans cet état qui me paroît dépendant *d'une legère inflammation des tuniques de cet organe, ou des viscères voisins, les remèdes qui m'ont paru les plus efficaces, sont à l'extérieur : les fomentations, et les applications de thériaque ou de camphre et d'opium, à l'intérieur, les absorbans, les mucilagineux, etc., etc* (1).

Le docteur Currie de Liverpool, dans ses observations sur les bons effets des aspersions froides dans les fièvres malignes et contagieuses, dit, en parlant de l'émétique, donné dans le premier jour : Qu'il a souvent arrêté tout d'un coup le cours de la maladie, et rétabli parfaitement dans l'espace de quelques heures, la santé des individus, qui en éprouvoient déjà les premiers préludes ; mais outre qu'il s'en faut bien qu'il réussisse toujours, il n'y a qu'un moment pour son exhibition.

Il est fréquent de voir l'estomac malade dans les affections typhoïdes ; on avoit connoissance de cette vérité avant M. Broussais : on décrit le *morbus hungaricus* comme une fièvre accompagnée d'un mal d'estomac, d'une douleur et d'une dureté autour de la région

---

(1) Observations sur les fièvres des prisons, par J. Smith. Traduites par Louis Odier.

épigastrique, d'une grande soif, d'une sécheresse de la langue et d'un mal de tête violent auquel succède le délire ; cette fièvre de Hongrie, pense Pringle, étoit un composé de ce qu'il appelle fièvre d'automne et de celle d'hôpital. (Voyez *Sennert. De morbo hungarico.*)

Il survint à Copenhague, qui est une ville située dans un terrain bas et humide, dans l'automne 1652, après un été extraordinairement chaud et sec, une fièvre qui étoit accompagnée de paroxismes quotidiens ou tierces, de vomissemens bilieux, d'une chaleur brûlante, de maux de tête violens souvent avec délire, et de taches pétéchiales qui paroissoient dans les accès et disparoissoient dans les rémissions. Ces taches, jointes à une foiblesse extraordinaire, dit Pringle, indiquoient la nature putride de la fièvre qui se manifestoit encore davantage par les sueurs abondantes, les abcès, la diarrhée ou la dyssenterie, qui la terminoit. Thomas Bartholin, auteur de cette relation, ayant trouvé en disséquant les cadavres, *l'estomac et le duodenum toujours enflammés ou mortifiés*, regarde ces parties *comme le siége de toutes les fièvres malignes*. Preuve qu'avant M. Broussais, on savoit faire aussi bien que lui les ouvertures des cadavres, et que depuis plus d'un siècle, on connoît sa prétendue découverte. (Voyez *Bartholin, Hist. Anatom. rar. cent.* 3. *hit.* 56.)

Ce fut une semblable fièvre qui ravagea Leyde en 1669; elle étoit accompagnée d'un grand mal d'estomac. Le fameux Silvius nous en a donné la description. Pringle dit à ce sujet: Ce qu'il y a d'étrange, c'est que malgré une foule de symptômes qui indiquoient une grande foiblesse et même une putréfaction et une dissolution de sang, Sylvius en attribua la cause à un acide dominant, et traita la maladie en conséquence. Aussi nous ne pouvons nous empêcher de remarquer que la grande mortalité parmi les principaux habitans de cette ville, dont il y eut à ce que dit Sylvius, les deux tiers qui moururent, peut, en quelque sorte, avoir été causée par sa manière de traiter cette maladie, avec des absorbans et d'autres remèdes relatifs à l'idée que cet auteur, ainsi que ses sectateurs, s'étoient formée de sa cause. Avis sur les dangers des systèmes. (Voyez *Sylvius, prax. Med. append. tract. X.*)

MM. Biron et Champeret, dans leurs considérations générales sur la thérapeutique des maladies des armées, disent en parlant des moyens vomitifs : Le précepte, en quelque sorte vulgaire dans la médecine militaire, de faire vomir au commencement de presque toutes les maladies sans distinction, pour débarrasser l'estomac des saburres dont on le suppose surchargé sans cesse chez les soldats, peut être justifié jusqu'à un certain point par la fréquence de l'embarras gastrique, au début de la plupart des maladies des armées ; mais il n'en est pas moins beaucoup trop général. Si les vomitifs en effet, sont extrêmement utiles dans les cas où il faut faire disparoître un embarras gastrique, et dans ceux où il importe d'exciter sympatiquement l'action de la peau, et de rappeler la transpiration cutanée, on sent qu'ils seroient au moins superflus dans les circonstances et dans les maladies où l'on n'a besoin d'opérer aucun de ces effets.

Par leur action stimulante les vomitifs *seroient sur-tout extrêmement dangereux dans les phlegmasies, soit aiguës, soit chroniques de l'estomac : à ce sujet on ne sauroit être assez en garde contre l'erreur trop commune, qui fait prendre une véritable gastrite, pour un embarras gastrique, et administrer les vomitifs en conséquence*. Il ne faut jamais se déterminer à employer ce moyen, que lorsqu'on s'est assuré de l'absence de toute inflammation de l'estomac; et, dans le cas douteux, il vaut mieux temporiser que d'exposer le malade aux dangers d'une méprise funeste.

Mais l'administration des vomitifs est suivie du plus grand succès dans les fièvres bilieuses et les fièvres muqueuses, lorsqu'un enduit blanchâtre ou jaunâtre de la langue, l'empâtement ou l'amertume de la bouche, l'inappétence ou l'anorexie, des nausées, un sentiment de pesanteur ou d'anxiété à l'épigastre en indiquent l'emploi. Ils conviennent en général au début des fièvres intermittentes. Ils ont sur-tout un avantage inappréciable dans les phlegmasies bilieuses que Stoll a si bien signalées, et dans toutes les affections qui tiennent à une altération primitive de l'estomac, dont elles ne sont qu'un effet sympathique.

4° *Moyens purgatifs*. Ces médicamens, dont on a tant abusé en médecine, trouvent bien plus rarement que les vomitifs une utile application à l'armée. Aussi cette pratique absurde et dangereuse, qui consistoit à purger et à repurger sans cesse dans toutes les périodes des maladies, et même pendant la convalescence, est-elle depuis long-temps bannie de la médecine militaire, comme cause fréquente de rechute et d'autres grands accidens. Néanmoins, lorsque leur emploi est bien dirigé, les purgatifs peuvent être d'un grand secours dans la thérapeutique militaire. Ainsi, pour débarrasser l'intestin des matières fécales qui pourroient devenir susceptibles d'aggraver la maladie, *les laxatifs* conviennent assez souvent au début de quelques *fièvres essentielles et de beaucoup de maladies aiguës*, lorsqu'il y a constipation. Les purgatifs sont également nécessaires pour faire disparoître l'embarras intestinal qui se complique dans beaucoup de cas avec d'autres maladies, soit à leur début, soit à tout autre époque de leur cours : affection fréquente chez les soldats, et que Colombier a décrite sous le nom de *fièvre stercorale* dans son *Traité de médecine militaire*.

Mais il faut s'en abstenir dans la plupart des diarrhées des militaires, et dans ces funestes dyssenteries auxquelles ils sont si sujets, et qui sont constamment dues à une *inflammation plus ou moins marquée de la tunique interne de l'intestin, que la moindre irritation ne feroit qu'augmenter*. En général, à l'exception des cas dans lesquels les purgatifs sont réellement indiqués par des signes sensibles et évidens, on doit s'en abstenir avec d'autant plus de soin, que ces médicamens ont le double inconvénient d'épuiser ou au moins d'affoiblir rapidement les forces vitales, et de porter une irritation plus ou moins vive sur le canal intestinal, déjà si éminemment disposé, chez les militaires, à devenir le siége de ces inflammations foibles et lentes, si funestes et si redoutables dans les armées(Biron).

Continuato usu emeticorum, purgantium, sordes, mucus, inappetentia, et sæpè angentur, ab humorum salivalium, æsophagei, gastrici, enterici, biliosi, auctâ secretione ob stimulum, organis harum secretionum, excretionum, applicatum. (Stoll. Aph. 842.)

Cautus sis in emeticis et purgantibus propinandis, iterandis, ne signa suburræ fallacia habeas pro VERIS. (Aph. 841.)

Si dubites de evacuatione instituendâ, notandum eam plerumque plus nocere præter rem factam, quàm omissam ubi fuerat indicata. (Aph. 843.)

Il est bien certain que si l'état des organes, et leur influence sympathique étoient oubliés, dans la position pathologique de l'économie, on commettroit de grandes erreurs, et qu'alors la marche de la thérapeutique trop abstractive, entraîneroit le praticien à de funestes résultats. Il ne seroit pas sans gloire le nom du médecin qui, éclairant les sentiers de la pratique, de la lumière que jettent les connoissances anatomiques et physiologiques sur l'intrication des phénomènes morbifiques; sauroit à l'aide de ces deux branches de la science, tracer des routes nouvelles et plus sûres aux médecins fourvoyés.

Eh! c'est ce que prétend avoir fait M. Broussais, qui ne cesse de répéter. « *Qu'on » ne connoît pas le cri des organes souffrans.* » *Encore*, nous dit-il, *si vous saviez la va-» leur de ces expressions de douleur, mais » vous ne la connoissez que d'une manière » très imparfaite.* » *(p. 331.)* — « *Vous soutenez » avec opiniâtreté qu'il ne faut pas étudier » et traiter les organes souffrans* (381). *Mais » aujourd'hui tous les médecins sont d'accord » pour attribuer ce qu'ils appellent des fièvres » à la débilité, chaque fois que le malade » leur paroît foible; et dans tous ces cas aucun » ne songe à chercher le siége primitif du » mal, et la cause immédiate de l'état fébrile.* » » (414.) — « *C'est ainsi que la putridité et » l'adynamie cesseront de surprendre les ob-» servateurs, lorsqu'il auront bien réfléchi » aux conséquences nécessaires d'une phleg-» masie muqueuse des intestins, c'est-à-dire » lorsqu'ils se représenteront le cloaque de l'é-» conomie abandonné aux ravages d'une in-*

» *flammation véhémente.* » (455). Dans nn » autre endroit : « *Les médecins n'ont point* » *connu jusqu'ici les différentes manières* » *dont les organes ont coutume d'exprimer* » *leurs souffrances, c'est-à-dire le cri de la* » *douleur qui est propre à chacun d'eux.* » (184). — « *On ignore absolument que dans* » *quelques-unes de leurs nuances, les irrita-* » *tions gastriques et intestinales, produisent* » *la foiblesse musculaire, le rétrécissement* » *du pouls, la torpeur des fonctions intellec-* » *tuelles, la lividité, la fétidité des excrétions,* » *et que pour faire cesser tous ces effets, il* » *suffit de détruire la cause prochaine qui les* » *détermine, l'irritation* (189). » Et parce que cet auteur veut nous jeter de la poudre dans les yeux pour nous aveugler, il affirme : « *Que* » *les médecins ferment les yeux sur les influen-* » *ces que chaque viscère en état d'inflamma-* » *tion, peut exercer sur le centre cérébral, et* » *sur les organes avec lesquels il est lié par des* » *sympathies particulières* (190). » — *Les* » *médecins n'ont point connu les phlegmasies* » *gastriques* (198). » Enfin cet auteur nous dit : « *Eh! Messieurs, si vous n'avez pas trouvé* » *des lésions correspondantes aux symptômes,* » *c'est que vous ne connoissiez pas la valeur* » *de ces symptômes. Convenez-en de bonne*

» *foi, et commencez à observer sur de nou-* » *veaux frais.* »

Convenez-en, lecteur impartial, ce langage est bien tranchant. C'est pour nous faire dater désormais l'ère médicale de l'an *de lumière* 1816 ; époque à jamais mémorable à laquelle il daigna enfin acquitter *une portion de sa dette envers l'humanité*, en publiant son ouvrage, intitulé : *Examen de la doctrine médicale*, que cet auteur *illustre* cherche à resserrer le domaine de la science qu'il veut avoir la gloire d'agrandir. Le délire de l'amour-propre est encore pardonnable; mais les assertions aussi audacieuses que mensongères d'un ambitieux qui s'efforce de montrer couverts de la livrée de l'ignorance et de l'ineptie, ses confrères qu'il traite d'homicides, doivent être pulvérisées.

Pour atteindre ce but, nous n'engagerons pas un combat de mots. Les seuls faits recueillis par l'expérience vont encore parler : l'art va se montrer tel qu'il étoit il y a un demi-siècle, et les preuves convaincantes de la fausseté d'assertions calomnieuses, vont en faire refluer tout l'odieux sur leur téméraire auteur, et ses étourdis ou ineptes prosélytes.

Lisez attentivement les faits suivans, recueillis par un bon observateur. Je crois plus utile de remettre sous les yeux ce travail, que d'occuper le lecteur d'une discussion de mots dont on retire peu de fruit. Je pourrois démontrer combien le livre que je combats présente de contradictions ; et combien de fois, par conséquent, son auteur, malgré ses prétentions, est peu logicien ; mais comme il s'agit moins d'humilier l'amour-propre, que de défendre l'art en général, en rappelant les travaux de ceux qui nous ont dévancés, et les connoissances qui sont à portée des médecins actuels, il est bien plus d'accord avec mes vues de laisser parler l'expérience.

Vous allez voir, lecteur, que les médecins n'ont point négligé, ainsi qu'on les en accuse injustement, la considération de l'état pathologique des organes, l'influence de leur douleur, et leurs rapports sympathiques. Elles ont même été reconnues et appréciées les lésions des organes digestifs, et on a su y remédier. Mais vous verrez en même temps, que l'observateur, quoiqu'ayant reconnu ces lésions, n'a pas été aveuglé, et qu'il a recueilli d'autres vérités importantes. J'ai eu soin de mettre en italiques les passages les plus probans, afin de démontrer, d'une manière évidente, la fausseté des assertions de la section physiologico - cadavérique ; ainsi que ceux propres à réfuter des opinions erronées ou exclusives, adoptées par la même secte. Le lecteur judicieux y fera attention.

OBSERVATIONS

Et réflexions sur les maladies qui ont régné dans l'armée navale combinée, pendant la campagne de 1779. Par M. Lucadou, médecin de la Marine, chargé des fonctions de premier médecin dans cette armée.

L'histoire Médicinale de la campagne que j'ai faite en 1779, doit être précédée d'un court exposé de ma position dans l'armée, et des moyens que j'y avois pour faire des observations. Mes fonctions de premier médecin m'ont donné occasion de voir beaucoup de malades, sans être chargé de leur traitement. Les vues du ministre, en me donnant cette mission, avoient été que j'y reçusse des chirurgiens-majors, des états de situation journaliers ; que je rendisse compte de leur ensemble au général et à l'inspecteur des hôpitaux de la marine; et que je conférasse avec les chirurgiens sur la manière la plus avantageuse de traiter leurs malades. Quelques personnes ont conclu de là que je n'avois pu y observer que très-peu de maladies. J'avois envoyé à tous les chirurgiens, un modèle des états que je leur demandois: comme je n'avois pu communiquer avec eux dans ce premier moment que par correspondance, plusieurs saisirent mal la forme de mes états et leur utilité. Si mon plan avoit été généralement exécuté, ces états m'auroient fourni l'histoire de toutes les maladies qui régnèrent dans les différens vaisseaux; il ne fut pas suivi, et la plupart ne m'étoient utiles que pour remplir les ordres du ministre, et suffisoient seulement pour me mettre à portée de rendre des comptes généraux; mais ils favorisoient peu mes vues particulières d'observations. J'eus heureusement d'autres moyens que j'indiquerai, après avoir donné une idée de mes principes sur l'art d'observer.

Dans cette position je n'ai pas fait des journaux; je ne le pouvois pas : l'aurois-je fait quand même je l'aurois pu? J'en doute. Je crois que cette manière de faire des observations n'est bonne que pour les médecins des villes qui voient peu de malades à la fois : comme ils observent les maladies une à une, ils sont obligés de noter journellement ce qu'ils voient, et d'en faire une collection pour en déduire des observations générales.

Les médecins des armées ou des hôpitaux ne peuvent pas faire un semblable travail ; à la vérité il ne leur est pas nécessaire. Ils voient à la fois un grand nombre de malades atteints de la même maladie ; ils la considèrent au même instant dans tous ses états, à toutes ses époques ; ils en observent les différentes terminaisons, ils ont sous les yeux les divers termes de comparaison qui leur font apprécier les efforts salutaires ou erronés de la nature : ils peuvent par conséquent juger d'un coup-d'œil ce qu'ils ont à craindre ou à espérer. Cette position est très-avantageuse pour connoître parfaitement le caractère et les progrès d'une maladie.

Un médecin qui commence à pratiquer son art dans les grands hôpitaux, doit s'être fait un système général, d'après lequel il puisse survoir une maladie, et en parcourir d'un trait la marche et les suites, ne pouvant pas calculer chaque jour et pour chaque malade en particulier, la probabilité des différentes terminaisons qu'il a à craindre ou à espérer, et déduire ses indications de ce calcul : il doit se faire à lui-même, au début de la maladie un plan de traitement auquel il apporte ensuite les modifications que les circonstances exigent. De même, dans ses observations, il doit moins s'attacher aux preuves confirmatives qu'il rencontre journellement de l'utilité de sa pratique, qu'aux exceptions : ce sont elles qui lui font considérer une maladie sous tous les points de vue possibles, et qui le mettent à portée de la bien connoître.

L'étude des cas malheureux doit être la principale occupation des médecins des grands hôpitaux : en les analysant, ils connoissent mieux le dernier terme de la maladie ; ils peuvent voir jusqu'à un certain point si leur traitement l'a accéléré : enfin, ils doivent naturellement s'occuper de la recherche de nouveaux moyens propres à en prévenir les terminaisons funestes. C'est la conduite la plus sûre pour éviter une pratique routinière, qui, quoique très-utile dans les cas ordinaires, ne leur permet souvent pas de modifier suffisamment leurs traitemens dans ceux qui font exception aux règles générales.

Il seroit à désirer que les médecins, destinés pour le service des grands hôpitaux, y eussent toujours complété leurs études, et suivi de vieux praticiens ; ils prendroient d'eux l'habitude du coup-d'œil par lequel ces maîtres de l'art apprécient les objets sans calcul, et souvent sans théoriser. Cette sagacité ne peut pas s'acquérir par l'étude, et se communiquer par ceux qui la possèdent, qu'au lit des malades. Comment ces vieux médecins pourroient-ils développer dans un ouvrage théorique, les motifs qui les déterminent à employer tel ou tel moyen dans telle ou telle circonstance ; ils ne sauroient pas le plus souvent s'en rendre à eux-mêmes une raison satisfaisante ? Quoique beaucoup de chirurgiens de l'armée eussent mal saisi le plan des états que je leur avois demandé, et que l'exécution en soit devenue difficile à d'autres, soit à raison de la multiplicité de leurs occupations, soit à cause de la manière incommode pour le travail et pour l'étude, dont ils sont logés à bord des vaisseaux, il y en eut cependant quelques-uns qui s'y conformèrent parfaitement ; tels furent MM. *Laribe* et *Delord*, chirurgiens-majors des vaisseaux *la Couronne* et *le Saint-Esprit*. Nous étions restés ensemble pendant huit jours à la Corogne : je les y avois accompagnés pour faire débarquer leurs malades, et les placer dans les hôpitaux.

Obligé de faire avec eux le choix de ceux à débarquer, il falloit préjuger les suites de leurs maladies, et je ne pouvois le faire qu'en raisonnant sur leurs causes, sur leurs progrès, sur leurs terminaisons; nous conférions aussi très-souvent sur la meilleure manière de les traiter. Cette course eut pour moi l'avantage de me faire connoître la nature des fièvres qui affligeoient ces équipages, et d'apprécier les effets du traitement qui me parut le plus convenable. Cette communication me fut encore utile pour leur développer le plan de mes états et mon but. Comme ils le suivirent avec exactitude pendant toute la campagne, et qu'ils eurent même l'attention d'en accompagner les envois de détails très-bien faits sur les maladies qu'ils observoient, ils me mirent à même de connoître aussi bien la situation de leurs vaisseaux, que celle de la Bretagne où je faisois ma résidence.

Les vaisseaux *la Couronne* et *le Saint-Esprit*, furent ceux dont les malades m'étoient le mieux connus; il y en eut cependant un très-grand nombre d'autres, dont je pus me former une idée assez juste, soit parce que les chirurgiens m'envoyoient des états qui se rapprochoient de mon modèle, soit parce qu'ils me consultoient souvent, et que plu-

12

sieurs d'entre eux me donnoient des tableaux exacts de leurs malades.

Enfin, les visites que je faisois à bord des vaisseaux, où je dressois moi-même, conjointement avec les chirurgiens-majors, leur état de situation, me mettoient à portée de voir les maladies à toutes les époques, d'en observer les diverses terminaisons, et d'apprécier les effets des remèdes qui y étoient employés. Ces visites m'ont été très-utiles pour faire des observations générales. Les trente malades, par exemple, que je voyois atteints d'une fièvre putride, m'offroient nécessairement à la fois cette maladie, sous tous les points de vue, et la comparaison que je pouvois faire des différentes nuances qu'elle présentoit à ses différentes époques, me donnoient une idée plus juste de sa nature et de sa marche, que si j'en avois suivi successivement les progrès. D'ailleurs je joignois à cette manière de survoir les maladies considérées en même temps à toutes leurs périodes, la recherche du traitement qui leur étoit le plus approprié, et des causes de leurs progrès, ce qui étoit une suite nécessaire de mes entretiens avec les chirurgiens chargés du soin de ces malades. C'est la manière dont j'ai vu les malades des vaisseaux *la Ville de Paris*, *l'Auguste*, *la Victoire*, *la Bourgogne*, *le Palmier*, *le Bien-Aimé*, et de quelques frégates.

Avant de rendre compte de mes visites au général et à l'inspecteur, j'étois obligé de me le rendre à moi-même, et de réfléchir : pour cela je commençois à crayonner un tableau des maladies qui m'avoient paru mériter le plus mon attention, leur manière de débuter, leur marche, leurs progrès, et leurs terminaisons, étoient l'objet de ce travail. Pour ma satisfaction et mon instruction particulière, et en même temps pour me mettre à même de donner des avis plus utiles aux chirurgiens qui m'en demandoient, j'ajoutois à cette esquisse des réflexions, tant sur les secours qu'on mettoit en usage, que sur ceux qui étoient négligés, et qui me paroissoient pouvoir être employés.

C'est le résultat de ce travail que je vais soumettre au jugement de mes confrères : j'exposerai donc dans ce mémoire, avec le plus de précision qu'il me sera possible, l'impression que j'ai reçue en voyant ainsi en même temps un grand nombre de malades ; le jugement que j'en ai porté, et les réflexions qu'ils m'ont fait naître. Ces réflexions étoient une suite de ma manière de les considérer ;

elles établiront par conséquent la confiance que peuvent mériter mes observations générales, puisqu'elles donneront une idée du système que je m'étois fait avant d'entrer dans les hôpitaux, et des principes d'après lesquels j'ai vu et observé les maladies. Si je suis assez heureux pour qu'on y trouve l'ordre et la justesse nécessaire pour faire bien connoître la marche de la nature, et le développement successif des efforts par lesquels elle tend à ramener le malade à l'état de santé, j'en devrois toute la gloire aux maîtres sous lesquels j'ai étudié, et c'est avec beaucoup d'empressement que je leur en offre aujourd'hui l'hommage.

En jetant les yeux sur les états de situation qui m'étoient envoyés par les différens chirurgiens de l'armée, et sur mes notes particulières, je vois que le scorbut, les fièvres putrides des premières voies, la fièvre putride générale, et les fièvres malignes, furent les maladies qui affligerent le plus l'armée française. Il y eut quelques vaisseaux, où l'on observa des petites véroles et des rougeoles; les dernières furent peu nombreuses, et n'offrirent jamais un caractère fâcheux; les petites véroles furent plus graves, et notamment à bord du vaisseau *le Bien-Aimé* : elles étoient en général confluentes; la fièvre secondaire avoit un caractère putride; j'en observai quelques-unes de semblables à bord de *la Bretagne*; plusieurs des malades qui en furent atteints sur *le Bien-Aimé*, en moururent; et cette maladie y auroit été encore plus funeste sans la précaution sage qu'avoit pris le commandant de ce vaisseau de faire reléguer ces malades dans la chaloupe qu'il fit tenter à cet effet; ils avoient là beaucoup plus d'air, et ils s'incommodoient moins mutuellement : l'équipage étoit d'ailleurs par ce moyen peu exposé à la puanteur qui accompagne toujours cette maladie, et qui étoit d'autant plus considérable chez ces malades, que la fièvre secondaire du plus grand nombre avoit un caractère putride.

Au commencement de la campagne, on voyoit beaucoup de fièvres mésentériques ou bilieuses, et quelques-unes d'inflammatoires. Les premières fièvres putrides générales n'attaquèrent que des convalescens qui en avoient essuyé de semblables dans les hôpitaux, et qui en étoient sortis peu avant le départ de l'armée. Vers la fin de la campagne, les fièvres putrides générales furent plus fréquentes, et il y eut alors à bord de plusieurs vaisseaux des fièvres malignes qui étoient telles dès leur origine. On vit aussi dans ces derniers temps des diarrhées et des dyssenteries : du reste, ces cours de ventre ne furent jamais très-nombreux, et ils montrèrent rarement une prédominance sur les fièvres, dont ils étoient ou le symptôme ou la crise. Cette circonstance fut à mes yeux très heureuse, parce que la prédominance des cours de ventre auroit vraisemblablement concouru à rendre les fièvres contagieuses.

Comme la petite vérole et la rougeole se sont bornées à quelques vaisseaux, qu'elles n'ont été portées à un nombre considérable qu'à bord *du Bien-Aimé*, et qu'elles n'ont d'ailleurs offert aucun phénomène extraordinaire, soit dans leur marche, soit dans leur solution, elles ne trouveront point de place dans mes réflexions. Je ne parlerai pas non plus de la diarrhée et de la dyssenterie, parce que dans les vaisseaux qui en ont été les plus maltraités, ces malades n'ont toujours fait que le moindre nombre. Enfin, le scorbut ayant été tel qu'on l'observe toujours à la mer, je ne m'en occuperai que dans la conclusion de ce mémoire, lorsque je considérerai l'influence que cette maladie avoit sur le caractère de nos fièvres. D'après cela je me bornerai aux fièvres putrides des premières voies, aux fièvres putrides générales, et aux fièvres malignes qui ont été les trois maladies les plus nombreuses. Pour donner plus de clarté à ce que je me propose d'en dire, je ferai de chacune une partie séparée, quoique ces caractères fussent souvent confondus chez le même malade, sur-tout les fièvres putrides des premières voies, et les fièvres putrides générales avec les fièvres malignes ; car les premières l'étoient rarement entre elles.

PREMIÈRE PARTIE.

De la fièvre putride des premières voies.

Les fièvres putrides des premières voies ont été dans l'armée de 1779, les maladies les plus familières, et vraisemblablement la base du plus grand nombre des fièvres malignes ; elles offroient trois caractères assez distincts, le mésentérique, le bilieux et le vermineux. Ces maladies furent très-nombreuses à bord des vaisseaux *la Couronne et le Saint-Esprit ;* et comme je les accompagnai à la Corogne, que j'installai moi-même les malades dans les hôpitaux, et que je les visitois tous les jours, ce sont celles dont j'ai pu suivre le plus attentivement la marche.

La fièvre étoit ordinairement précédée chez ces malades, de lassitude spontanée, de douleurs obtuses dans les extrémités, de dégoût, souvent d'insomnie, quelquefois, mais plus rarement d'une pente assez marquée au sommeil, et alors les lassitudes spontanées étoient plus fortes, et l'inertie plus grande.

Quelques jours après l'apparition de ces symptômes précurseurs, le malade étoit atteint d'une céphalalgie qui avoit pour siége la partie antérieure de la tête. On observoit des nausées, et quelquefois des vomissemens; quelques-uns ne rejetoient que leur tisane, et ceux-là étoient plus fatigués par la constance des nausées, et par des anxiétés précordiales : d'autres vomissoient des matières bilieuses amères; cette évacuation les soulageoit alors d'une manière sensible, et paroissoit influer avantageusement sur les suites de la maladie. En même temps que la céphalalgie qui étoit très-générale, et les nausées qui l'étoient moins, quoique fréquentes, on trouvoit une altération fébrile dans le pouls; il étoit fréquent, mais ordinairement petit, inégal, quelquefois intermittent, rarement dur, la chaleur et la soif étoient peu considérables. Ces malades étoient presque toujours constipés; leur langue étoit assez humectée et blanche; *ils se plaignoient d'une douleur dans l'épigastre, qui étoit plus ou moins vive, et accompagnée d'une tension plus ou moins grande*. Il n'y avoit que les malades chez qui on observoit plus de douleur et de tension, qui éprouvoient des vomissemens bilieux et utiles; les autres avoient beaucoup d'anxiétés, des nausées plus constantes, et s'ils vomissoient quelquefois, ce n'étoit que la boisson qu'ils prenoient.

Dès le second jour la chaleur augmentoit; elle étoit ordinairement très-forte au troisième; le plus souvent la soif ne lui étoit pas proportionnée. La céphalalgie offroit aussi un accroissement sensible; il étoit quelquefois porté au point d'amener le délire: ce symptôme étoit cependant assez rare; on ne l'observoit, à cette époque de la maladie, que chez ceux qui dès le premier jour avoient été fortement fatigués par des nausées, et par le vomissement de leur boisson sans matière bilieuse ou saburrale, qui enfin avoient des anxiétés précordiales continuelles. Le pouls devenoit plus grand et plus fort lorsque les anxiétés précordiales étoient rares et peu fatigantes ; mais dans le cas contraire il restoit petit et serré, et prenoit même quelquefois un caractère convulsif.

Lorsqu'on trouvoit des indices évidens de spasme dans le pouls, *on observoit que la tension douloureuse de l'estomac prenoit beaucoup d'intensité*; la constipation très-familière à cette maladie dès le début devenoit très-opiniâtre ; les lavemens émolliens ou laxatifs n'entraînoient rien, et le plus souvent il survenoit un délire sourd. Dès-lors il paroissoit des redoublemens bien marqués, précédés presque toujours de frissons, et pendant lesquels on trouvoit des soubresauts dans les tendons. Ces redoublemens commençoient rarement avant le sixième jour, plus souvent le huitième, *excepté les cas où des erreurs de régime et de traitement donnoient à la maladie un caractère de malignité.* Si cette fièvre prenoit une mauvaise tournure, les mouvemens convulsifs étoient plus sensibles et plus généraux ; la langue restoit blanche ; mais elle devenoit plus sèche, et sembloit amincie, ou bien si elle n'avoit pas été blanche, et chargée au début de la maladie, *elle présentoit une couleur rouge foncée, et on y voyoit quelquefois des sillons longitudinaux superficiels que j'ai reconnus constamment pour un mauvais signe.* La constipation cessoit souvent d'elle-même à cette époque, et il survenoit des selles involontaires, fétides et cadavéreuses ; elles étoient rarement très-fréquentes, et je ne les ai jamais vues au point de pouvoir être regardées comme colliquatives. Enfin, la vie de ces malheureux étoit ordinairement terminée à l'entrée d'un redoublement, et après vingt-quatre heures d'agonie ; car ils tomboient dans cet état dès l'exacerbation qui précédoit celle dont le début devoit être le moment funeste. Leur agonie étoit ordinairement accompagnée de mouvemens convulsifs généraux, mais qui avoient très-peu de force.

Cette maladie, parvenue à cet état, *où elle présentoit la tension douloureuse de l'épigastre,* les soubresauts des tendons et le délire, n'étoit pas toujours mortelle ; la vie des malades dépendoit de la manière dont se présentoient les premiers redoublemens. Lorsqu'ils se terminoient par la sueur, ou au moins par une moiteur sensible et égale ; lorsque dans les rémissions suivantes les lavemens commençoient à entraîner des matières bilieuses ; lorsque dans l'intervalle des redoublemens les soubresauts des tendons, et le délire se dissipoient, on pouvoit alors se flatter d'un changement avantageux. Ce changement étoit singulièrement favorisé par l'application des vésicatoires ; c'étoit le moment où ils étoient le plus utiles, et où on observoit toujours des effets satisfaisans lorsqu'on les appliquoit pendant la première exacerbation. L'usage prématuré des vésicatoires diminuoit dans quelques *cas l'érétisme de l'estomac, et prévenoit les soubresauts des tendons et le délire ;* mais leur succès n'étoit pas, à beaucoup près, aussi général que lorsqu'on attendoit l'apparition des symptômes graves, et dans les cas où l'application prématurée des vésicatoires n'apportoit pas un obstacle suffisant au développement des symptômes fâcheux, on avoit beau en appliquer d'autres, on n'en retiroit plus les mêmes avantages. J'ai presque constamment vu que c'étoit un bon signe quand la langue devenoit noire, épaisse, quoique sèche : tous les malades chez qui l'état d'amélioration que je viens de décrire étoit accompagné de ce changement se sont rétablis. Du reste, la sécheresse de la langue, quoique extrême, et au point d'en rendre les mouvemens difficiles, et de la faire ressembler presque à un morceau de charbon, n'étoit pas dans ces cas de longue durée : dès la fin du second redoublement, ou bien du troisième, la langue s'humectoit, et se détergeoit peu-à-peu à mesure qu'on procuroit au malade des évacuations par les selles.

Je n'ai point vu de malades abondonnés aux soins de la nature, et je ne puis pas dire quelle solution elle auroit procuré ; dès que les rémissions présentoient un mieux sensible, et sur-tout dès que les lavemens commençoient à entraîner des matières bilieuses, on prenoit de là l'indication d'altérer les tisanes avec le tartre stibié ; ce remède rendoit les selles fréquentes, et en général elles paroissoient si salutaires, que je regardai les intestins comme le couloir le plus approprié.

J'ai souvent conseillé aux chirurgiens, chargés du traitement de ces malades, de donner le camphre combiné avec le nitre à la dose de deux ou trois grains de camphre, et d'un demi-scrupule de nitre : on le répétoit toutes les trois heures dans la rémission : j'ai cru observer que ce remède complétoit la sueur qui terminoit l'exacerbation ; que la rémission suivante étoit meilleure, et que les selles, procurées par le tartre stibié en lavage, étoient plus abondantes. Je n'oserois décider si l'usage du camphre, qu'on continuoit en même temps, y concouroit, ou bien si ce changement étoit dû à l'inflence du remède sur le redoublement précédent.

Quoique j'aie moi-même indiqué cette méthode à plusieurs chirurgiens de l'armée, et qu'elle ait été en général accompagnée de succès satisfaisans, *je crois possible que la nature, plus abandonnée à elle-même, eût procuré des crises plus complètes*, et que cette direction, que nous lui donnions vers le canal intestinal par le moyen des lavemens laxatifs, et des tisanes stibiées, mît des obstacles à la perfection de son travail. Je l'ai souvent soupçonné en faisant attention à la dissipation graduée, et presque insensible des mouvemens fébriles, à la lenteur du rétablissement de ces malades, *aux retours très-fréquens d'une petite fièvre, qui, quoique peu considérable, étoit, quelquefois, fâcheuse à cause de son opiniâtreté, à l'incertitude des convalescences.* Il est vrai qu'il n'est pas de position plus défavorable aux convalescens que le séjour d'un vaisseau : cependant je n'ai point observé la même difficulté chez ceux qui avoient essuyé des maladies, dont la crise avoit été plus prompte, et vraisemblablement plus complète.

L'usage des toniques, donnés dans l'intervalle des purgatifs, sembloit être de quelque utilité; je les conseillois dès que la fièvre avoit totalement cédé. *Ce moyen m'a paru avoir évité à plusieurs malades le retour des mouvemens fébriles ;* et lorsque, malgré cette précaution, je les observois, la continuation de ces remèdes n'étoit pas sans quelque succès pour les combattre, sur-tout quand on avoit eu l'attention de purger, dès le premier instant du retour de la fièvre.

Dans ces petites fièvres que je regardois plutôt comme propres à la convalescence que comme une rechute, je n'observai jamais l'*érétisme des premières voies, qui étoit si fréquent au début de la maladie, et qui la caractérisoit même à bord de quelques vaisseaux.* Les malades ne se plaignoient pas non plus de la céphalalgie ; enfin, le pouls, toujours petit, étoit plutôt foible que convulsif. Aussi attribuai-je cette fièvre à une atonie des premières voies, et la regardé-je ainsi que je l'ai déjà dit, comme absolument dépendante de l'état de convalescence.

Cette fièvre, que je pourrois appeler secondaire, ne fut pas toujours sans danger, lorsqu'elle se prolongeoit à cause des erreurs de régime, ou de l'opiniâtreté des malades à refuser les secours appropriés, soit enfin par une suite du désordre trop considérable de la machine en général, ou seulement des premières voies; elle se changeoit bientôt en fièvre lente ; elle étoit alors accompagnée de beaucoup d'ennui, et ces malades devenoient promptement scorbutiques : cette dernière apparition portée à l'état de dissolution. Alors la plupart de ces malades étoient atteints de leucophlegmatie ; les autres tomboient dans le marasme et la vie des uns et des autres étoit terminée par le dernier degré d'épuisement. Je n'ai vu dans aucun de ces cas des flux colliquatifs.

Ceux qui étoient moins tourmentés au commencement de leur maladie par des anxiétés précordiales, et *les autres symptômes dépendans du spasme de l'estomac*, *n'offroient point ce caractère nerveux que j'ai décrit ;* leur pouls étoit plus grand, plus égal, on n'y trouvoit pas d'intermittence; mais il devenoit quelquefois dur au troisième ou au quatrième jour, et alors il paroissoit chez plusieurs de ces fébricitans une inflammation de poitrine; elle étoit plus souvent pleurétique que péripneumonique ; il survenoit à d'autres un délire assez violent.

La saignée étoit dans ces deux cas très-appropriée ; il étoit même le plus souvent nécessaire de la répéter plusieurs fois. Après un usage suffisant de cette évacuation, qui devoit être faite le plus promptement possible, *il étoit utile de donner un émétique*; ce remède évacuoit considérablement par le haut et par le bas, et diminuoit aussitôt la douleur de poitrine et la difficulté de respirer; il ne restoit ensuite que la toux qui étoit facile, et qui entraînoit une expectoration muqueuse abondante; elle étoit quelquefois rouillée lorsqu'on n'avoit pas fait usage de la saignée avant que les crachats fussent sanguinolens : ce caractère se prévenoit presque toujours quand on la pratiquoit dès la première apparition des symptômes inflammatoires.

Les émétiques n'étoient pas d'une utilité aussi générale, lorsque l'inflammation se portoit à la tête; ils dissipoient quelquefois le délire très-promptement, et d'autres fois ils en augmentoient l'intensité; ces deux cas n'étoient pas faciles à préjuger; cette diversité d'effets tenoit à l'état plus ou moins complet de l'inflammation. Après avoir reconnu par l'observation l'utilité des émétiques dans l'inflammation incomplète, et leurs mauvais effets dans le cas contraire, lorsque la saignée n'avoit pas été pratiquée avant ou après l'apparition du délire, lorsque le délire étoit violent, lorsque les saignées en affoiblissant le pouls ne lui donnoient pas plus de mollesse, mais qu'il conservoit toujours de la dureté, je jugeois l'exhibition de l'émétique dangereuse, et alors les vésicatoires, appliqués aux parties inférieures, étoient de la plus grande utilité; ils dégageoient la tête promptement, et ils dissipoient le délire. Dès que ces symptômes avoient disparu, les lavemens laxatifs et la tisane stibiée réussissoient parfaitement; ils procuroient des selles bilieuses, abondantes, et une solution de la maladie assez prompte.

Les vésicatoires remplaçoient mal les émétiques dans les cas où ces derniers étoient indiqués. Ils procuroient, à la vérité, du soulagement; mais ce n'étoit tout au plus que pour vingt-quatre heures, et après ce temps le délire reprenoit une nouvelle force. *J'ai vu l'émétique administré avec beaucoup d'utilité au premier moment où les symptômes inflammatoires reprenoient leur force*; mais si on attendoit un ou deux jours, on n'en retiroit plus aucun avantage; et qu'on employât ou non l'émétique, la vie du malade étoit bientôt terminée par une affection comateuse.

Lorsque les émétiques avoient des effets nuisibles à cause de l'état complet de l'inflammation, la terminaison de la maladie étoit presque toujours funeste; l'intensité du délire augmentoit sensiblement; il paroissoit alors quelquefois une hémorragie du nez légère, qui ne procuroit aucun soulagement, et il survenoit le plus souvent des mouvemens convulsifs qui amenoient la mort. Je n'ai vu qu'une hémorragie du nez, accompagnée d'une amélioration marquée; elle fut, à la vérité, très-forte; je perdis ce malade de vue le lendemain; mais j'ai su qu'il s'étoit très-bien rétabli.

Dans plusieurs cas où les anxiétés précordiales étoient peu considérables, où le pouls étoit grand et développé, la saignée empêchoit les affections de la tête et de la poitrine; il étoit utile de la répéter jusqu'à ce que les symptômes fébriles fussent diminués, ce qu'opéroit pour l'ordinaire la seconde saignée. Après cela les émétiques avoient beaucoup de succès; ils diminuoient considérablement la fièvre, et un ou deux purgatifs suffisoient pour faire entrer le malade en convalescence.

Cette fièvre étoit peu dangereuse pour ceux qui avoient le premier ou le second jour un *vomissement de matière bilieuse*; la saignée leur devenoit inutile, et la maladie se terminoit avant le huitième jour par le moyen *d'un ou de deux purgatifs*.

Quoique les circonstances où se trouvent

les convalescens à bord d'un vaisseau leur soient très-défavorables, ceux-ci se rétablissoient assez promptement, et je n'ai vu de convalescence bien pénible, à la suite de cette sorte de fièvre, que chez les malades, dont l'affection spasmodique avoit été prédominante. C'est cette différence très-sensible qui m'a fait craindre plusieurs fois que le traitement ne contrariât la marche de la nature, et ne la détournât de quelque crise plus utile : il est cependant assez probable que cette différence fut seulement due à l'atonie, *que devoit laisser après lui un érétisme considérable, et long-temps soutenu de l'estomac :* atonie qui devoit beaucoup influer sur la manière d'être de toute la machine.

La fièvre, dont je viens de présenter le tableau, est la maladie qui fut la plus fréquente à bord des vaisseaux *la Couronne* et *le Saint-Esprit*; elle m'a paru se rapprocher plus des fièvres mésentériques de Baglivi, que de toute autre espèce ; mais tous les malades de de ces deux vaisseaux ne présentoient pas la même maladie ; il y en eut un assez grand nombre qui furent atteints de la fièvre bilieuse; ce fut la maladie la plus fréquente à bord du vaisseau amiral.

Cette fièvre bilieuse avoit les mêmes symptômes précurseurs que la précédente ; mais elle différoit dès son début par un frisson assez fort qui duroit quelquefois quatre ou cinq heures. A ce frisson succédoit une chaleur vive qui étoit accompagnée d'une âcreté sensible au tact, lorsqu'on tenoit assez longtemps le pouls des malades. Ils avoient presque tous beaucoup de soif; l'intensité de ce symptôme étoit chez quelques-uns très-au-dessus de celle de la chaleur. Le pouls étoit petit, fréquent, inégal. Les malades étoient atteints, comme dans la fièvre mésentérique, d'anxiétés précordiales, de nausées, de vomissemens, et alors ils rendoient des matières bilieuses très-jaunes, souvent vertes, et fort âcres. La petitesse et l'inégalité du pouls étoient presque toujours en proportion de la violence des anxiétés ; les mal-aises, les lassitudes des extrémités, qui disparoissoient au début des mouvemens fébriles dans la fièvre mésentérique, continuoient dans celle-ci pendant plusieurs jours ; la langue étoit sale, et le plus souvent jaune, la bouche mauvaise, amère, le dégoût absolu. On voyoit chez quelques-uns une teinte jaune des yeux, et quelquefois, mais rarement de toute l'habitude du corps. On observoit la constipation ; elle étoit cependant moins opiniâtre que dans la fièvre mésentérique, et cédoit souvent la place à la diarrhée. La fièvre avoit un caractère rémittent dès le premier jour ; chez plusieurs malades les redoublemens étoient erratiques, lorsqu'ils étoient réguliers ; ils se présentoient double-tierces. La céphalalgie étoit assez familière à cette fièvre, mais moins qu'à la précédente, et lorsqu'elle paroissoit, elle étoit souvent accompagnée de vertiges.

Telle étoit la différence que j'ai observée entre les fièvres que j'ai cru devoir rapporter à la fièvre bilieuse, et celles qui m'ont paru se rapprocher davantage de la fièvre mésentérique. Ce n'est pas dans les premiers jours seulement que ces maladies différoient entre elles, mais encore dans leurs progrès. *On observoit plus rarement dans la fièvre bilieuse des inflammations particulières*, et lorsqu'il en paroissoit, elles tenoient plutôt du caractère de l'érysipèle que de celui du phlegmon, ce que je jugeois par la vivacité des douleurs, et par le sentiment d'une chaleur vive que les malades éprouvoient dans les organes qui en étoient le siége : ces douleurs n'étoient pas constantes ; elles avoient des bouffées fréquentes d'intensité : cependant elles étoient toujours plus vives pendant l'exacerbation que pendant la rémission.

Cette inflammation érysipélateuse avoit plus souvent pour siége la tête que la poitrine; *elle se fixa aussi chez beaucoup de malades sur l'épigastre.* Alors on observoit dans cette région une tension très-douloureuse; les angoisses et les anxiétés précordiales étoient extrêmes, et les malades étoient tourmentés à la fois, et *d'un délire violent*, et de mouvemens convulsifs généraux; ceux-là mouroient avant le huitième jour; aucun n'a été guéri, au moins à ma connoissance.

L'état inflammatoire indiquoit la saignée; mais il falloit la répéter avec plus de ménagement que dans la fièvre mésentérique; d'ailleurs on y étoit moins engagé par le caractère du pouls. Les vésicatoires étoient très-appropriés dans ces cas, et procuroient la cessation prompte des symptômes inflammatoires; les plaies s'ulcéroient fréquemment, et la suppuration s'en prolongeoit bien avant dans la convalescence.

La saignée n'étoit pas d'un usage aussi général pour prévenir les inflammations particulières que dans la fièvre mésentérique: j'ai même jugé dans plusieurs cas qu'elle les avoit favorisées, sur-tout celle de la poitrine ou de la tête; au moins est-il certain que j'ai observé plus souvent des pleurésies, et des frénésies chez les malades qui avoient été saignés le premier ou le second jour de la maladie, que chez ceux qui ne l'avoient pas été ; il est possible que cette différence vînt d'une plus grande intensité des symptômes, et très-apparent que cette intensité étoit la raison qui déterminoit à la saignée; mais cette réflexion, qui m'est venue très-naturellement à l'époque où je faisois mes observations, n'a pas changé mon opinion; sans doute que cette intensité des symptômes ne me paroissoit pas suffisante pour rendre les inflammations particulières aussi fréquentes : d'ailleurs j'ai assez généralement observé qu'après la saignée le pouls étoit plus inégal, et souvent plus fréquent. J'ai conçu à cette époque que la saignée pouvoit réellement concourir à déterminer les inflammations particulières, d'après les deux effets qui lui sont le plus généralement reconnus, l'atonie des solides, et la spoliation du sang: en considérant la saignée de cette manière, je me suis persuadé facilement que par l'atonie qu'elle occasionnoit aux solides, dans une maladie dont la cause étoit âcre et très-irritante, elle rendoit les organes épigastriques beaucoup plus susceptibles de l'impression des matières bilieuses qui les surchargeoient, et que le spasme qui en résultoit, pouvoit, *soit par propagation, soit par une suite de l'action sympathique des organes épigastriques sur toute la machine, concourir à la production des inflammations particulières.* Enfin, il m'a paru probable que la saignée en énervant le sang, et en le dépouillant de sa partie rouge, favorisoit la résorption des matières bilieuses cantonnées dans les organes épigastriques, et que ces matières âcres agissoient ensuite avec d'autant plus d'énergie sur les organes, que la même cause qui les avoit introduites dans l'océan des humeurs avoit rendu ces mêmes organes plus susceptibles de leur impression, par l'atonie qu'elle leur avoit occasionné. Je pense que c'est d'après une manière de voir analogue, que les anciens regardoient le sang comme le frein de la bile.

Malgré mes soupçons sur les mauvais effets de la saignée, je ne l'ai pas moins regardée comme nécessaire lorsque l'inflammation étoit décidée; j'ai même cru qu'il falloit en faire usage dès le premier redoublement, où il paroissoit des symptômes inflammatoires, et j'ai pensé que les saignées précédentes, quoiqu'elles eussent pu concourir au développement de ces symptômes inflammatoires, n'étoient pas une contre-indication à ce secours ; j'ai seulement recommandé de ne la répéter qu'avec beaucoup de ménagement, ce à quoi on devoit d'ailleurs être engagé par l'état du pouls.

Quoique les vésicatoires fussent *très-utiles dans les cas d'inflammation de quelque organe*, ils étoient très-peu indiqués dans toute autre circonstance; il ne résultoit de leur application aucun changement avantageux relativement à la marche et à la solution de la maladie; ils étoient presque toujours accompagnés d'ulcères, dont la cicatrice devenoit très-difficile. On devoit d'autant plus redouter ces ulcères, quand on n'observoit aucune annonce d'inflammation particulière, que la maladie avoit alors un caractère plus putride.

Les émétiques paroissoient indiqués au premier coup-d'œil : en effet, les signes de la saburre des premières voies n'avoient rien d'équivoque : d'ailleurs la diarrhée très-utile au déclin de la maladie, l'étoit beaucoup moins lorsqu'elle paroissoit dans les premiers jours. *Elle sembloit prévenir d'abord la formation des inflammations particulières, et diminuer l'érétisme des organes épigastriques*; mais elle gênoit la marche de la fièvre, retardoit la coction, et prolongeoit la maladie; *il étoit beaucoup plus prudent de l'éviter en évacuant la saburre de l'estomac par l'usage d'un émétique.* On avoit par ce moyen l'avantage de procurer une évacuation plus prompte, plus complète, et d'empêcher le désordre que doit occasionner le contact successif de matières très-âcres sur les intestins. *Malgré ces points de vue d'utilité des émétiques, l'exhibition n'en étoit pas sans danger; lorsqu'on les donnoit trop tôt, et sans les précautions convenables, on en observoit les plus mauvais effets; l'inconvénient le plus fâcheux et le plus fréquent étoit l'inflammation des organes épigastriques, et principalement de l'estomac.*

La saignée très-propre en apparence à disposerle malade à l'usage de l'émétique, diminuoit en effet presque toujours l'érétisme de l'estomac; mais comme je l'ai déjà dit, je lui soupçonnois le danger de favoriser les inflammations de la tête ou de la poitrine; *aussi le parti le plus sage me parut celui d'insister sur les délayans* et les correctifs. Je conseillois *l'application des fomentations émollientes, la boisson abondante d'une tisane mucilagineuse et nitrée*, et la crême de tartre à la dose d'un gros, répétée trois ou quatre fois par jour; il est utile de lui associer le nitre dans la proportion d'un sixième ; la tisane de tamarins faisoit aussi du bien.

J'ai vu quelques malades chez qui la crême de tartre, et le tamarin paroissoient aggraver les symptômes. Ces remèdes rendoient les vomissemens plus fréquens, plus fatigans, et les matières évacuées étoient de la plus grande acreté ; il étoit utile dans ces cas de substituer aux acides les absorbans, en leur associant toujours le nitre ; ces remèdes tempéroient mieux l'âcreté de la saburre lorsqu'elle étoit portée à un degré extrême.

Ce n'étoit qu'après avoir employé ce traitement pendant trois ou quatre jours qu'on observoit une diminution sensible de l'*éréthisme de l'estomac*, et que la saburre bilieuse étoit disposée à être évacuée ; *non-seulement on pouvoit alors donner les émétiques sans crainte, mais encore on leur voyoit produire des effets satisfaisans, tant par une évacution abondante, que par l'amélioration qui en étoit la suite*, soit qu'il y eût diarrhée ou qu'il n'y en eût point. Dans le premier cas les émétiques la modéroient, et si l'usage des correctifs n'avoit pas déterminé une grande liberté du ventre, ce qu'on observoit quelquefois lorsqu'il falloit recourir aux absorbans, alors les émétiques procuroient cette liberté avantageuse. Les correctifs appropriés, *associés ainsi aux délayans, servoient tant à modérer le spasme qu'à prévenir la formation des inflammations particulières qui étoient toujours une complication fâcheuse.*

Lorsqu'on étoit parvenu à *donner l'émétique dans un moment convenable, on étoit presque certain d'une solution avantageuse de cette fièvre, on n'avoit besoin pour la favoriser que des tisanes stibiées, et des purgatifs donnés de temps en temps.* La crême de tartre a été quelquefois continuée après l'exhibition de l'émétique, et chez quelques autres la tisane de tamarins : ces remèdes entretenoient la liberté du ventre, et favorisoient la diarrhée critique qui étoit la solution la plus ordinaire et la plus heureuse de la maladie; *mais j'ai cru m'apercevoir dans quelques circonstances, que ces acides augmentoient l'atonie de l'estomac, et qu'ils pouvoient rendre par-là les convalescences plus pénibles;* aussi étois-je d'avis qu'on préférât la tisane stibiée.

Cette fièvre duroit ordinairement une quinzaine de jours, quelquefois davantage; elle offroit, comme la fièvre mésentérique, beaucoup de lenteur dans la cessation totale des symptômes. J'ai encore attribué ici, à la méthode de guérir que je viens d'indiquer, quoique très-utile, l'inconvénient du retard de la solution de la maladie, et sur-tout la prolongation des convalescences. Si j'eusse été chargé du détail des traitemens de ces maladies, j'aurois essayé d'en abandonner quelques-unes, après l'exhibition de l'émétique, aux soins de la nature. Peut-être n'aurois-je obtenu dans quelques cas d'autre solution que la diarrhée : je présume sur-tout que celle-là auroit été plus plus retardée et plus complète.

Les toniques étoient très-appropriés *au déclin de la maladie* ; la rhubarbe et le quinquina sont ceux dont l'usage a été plus fréquent, au moins à ma connoissance, et ils réussissoient assez bien ; ils détruisoient la petite fièvre lente qui accompagnoit la convalence. Il arrivoit quelquefois que *les mouvemens fébriles* redevenoient un peu plus forts, et constituoient une fièvre intermittente légère ; *alors le quinquina la terminoit infailliblement.*

Outre ces deux caractères de la fièvre putride des premières voies, qui fut dans l'armée la maladie la plus générale, il y eut dans un grand nombre de vaisseaux des fébricitans qui rendirent des vers. Il paroît même que chez quelques-uns cette affection vermineuse avoit acquis une certaine prédominance; mais je ne puis pas indiquer les symptômes qui l'annonçoient. Il y eut très-peu de fièvres vermineuses à bord des vaisseaux la *Bretagne*, la *Couronne*, et le *Saint-Esprit*, qui sont ceux dont je fus le plus à portée de suivre les malades; et quoique plusieurs chirurgiens aient correspondu très-exactement avec moi, et m'aient donné des descriptions bien faites des maladies qu'ils observoient, je n'ai pas pu dans le temps en déduire le diagnostic des fièvres qu'ils désignoient comme vermineuses, et pendant le cours desquelles il survenoit une excrétion de vers plus ou moins considérable. Ce fut à bord de la *Victoire* et du *Caton*, où on en observa le plus souvent; je ne fus à bord de la *Victoire* que dans les derniers jours de la campagne; j'y vis alors beaucoup de malades qui avoient été atteints de la fièvre vermineuse, et il paroît, par l'état de situation que j'en dressai, qu'ils en remplissoient à-peu-près la moitié; mais presque tous étoient en convalescence; et quoique la plupart de ces malheureux fussent dans un état de fièvre lente, et d'épuisement, ou de scorbut, plus dangereux que ne l'avoit été la maladie primitive, cependant comme les symptômes de cette première maladie étoient dissipés, on ne pouvoit pas les apprécier. En rapprochant ce que j'ai vu à bord de ce vaisseau, où je trouvai encore le 9 septembre, sept fièvres vermineuses, à bord de l'*Auguste*, où j'en trouvai pareillement un certain nombre dans deux visites que je fis à bord de la *Bretagne*, où nous en eûmes quelques-unes à la fin de la campagne, ce que m'en ont dit ou écrit différens chirurgiens de l'armée, et notamment MM. Guigou et Négrin, chirurgiens de Toulon, il m'a paru que l'affection vermineuse étoit annoncée par des symptômes très-divers; mais que les plus familiers étoient un hoquet très-fréquent au début de la maladie, des défaillances légères qui n'étoient précédées d'aucune cause à laquelle on pût les attribuer, une sputation fréquente; des douleurs vagues dans l'abdomen, quelquefois de semblables douleurs dans la poitrine, et alors elles étoient le plus souvent latérales, une chaleur sèche et vive, enfin d'autres symptômes qui étoient communs avec les autres fièvres putrides des premières voies, tels que les nausées, les vomissemens, les anxiétés précordiales, la petitesse, l'inégalité, et quelquefois l'intermittence du pouls.

Comme l'existence des vers n'étoit pas toujours soupçonnée au commencement de la maladie, leur excrétion étoit alors l'effet des remèdes généraux. On n'en a même connu l'existence dans plusieurs cas, que parce que les malades en rendoient au moment de la mort par la bouche ou par l'anus, et on les trouvoit sur les cadavres lorsqu'on mettoit le cadavre au suaire; il me fut impossible d'apprécier dans ces cas jusques à quel point l'affection vermineuse avoit influé sur la maladie.

Les vaisseaux de Toulon étoient les seuls qui fussent pourvus de la mousse de Corse; d'après le rapport que m'en firent les chirurgiens de ces vaisseaux, ils en éprouvèrent la plus grande utilité.

Quoique presque toutes les fièvres putrides des premières voies se terminassent par des cours de ventre, je vis très-rarement cette excrétion avoir un caractère dyssentérique, et il fut heureux que les cours de ventre ne prissent pas ce caractère, 1° Parce que presque toutes les fièvres qui étoient accompagnées de dyssenteries furent funestes. 2° Parce qu'il y auroit eu à craindre qu'elles ne fussent devenues contagieuses. Toutes les fièvres, accompagnées de dyssenteries, furent telles dès leur début ; je n'en ai pas vu qui aient eu ce cours de ventre pour terminaison.

SECONDE PARTIE.

De la fièvre putride générale.

La fièvre putride générale fut fréquente à la fin de la campagne dans presque tous les vaisseaux qui eurent beaucoup de malades, et ce fut le plus grand nombre. Cette maladie étoit souvent funeste ; elle fit beaucoup de ravages au commencement de septembre : cela n'est pas surprenant ; les causes avoient alors plus d'intensité, et les sujets étoient plus disposés à en éprouver les mauvais effets, parce que la plupart n'en furent atteints que pendant la convalescence de quelque autre maladie. Cependant à cette époque elle fut encore plus promptement mortelle dans le vaisseau amiral pour quelques personnes qui, pendant toute la campagne, avoient joui en apparence d'une très-bonne santé. Il est probable que le principe vital de ces individus avoit résisté trop long-temps à l'impression des causes morbifiques, et que ces dernières avoient acquis successivement une intensité telle, qu'elle en rendoit le développement plus funeste.

La fièvre putride offroit ordinairement deux états successifs assez distincts, dont l'un annonçoit un épaississement des humeurs, et l'autre une fonte ; cette fonte étoit accompagnée, ou d'évacuations critiques utiles, ou de flux colliquatifs funestes.

Dans son premier état la fièvre putride avoit beaucoup d'analogie avec la fièvre inflammatoire : *on voyoit différentes cavités menacées successivement de congestion, et ces menaces n'étoient pas toujours sans effet, puisqu'on observoit quelquefois des inflammations de la tête ou de la poitrine ; mais ces événemens étoient rares.*

La maladie débutoit par un frisson plus ou moins fort, dont la durée varioit beaucoup. Il étoit ordinairement moins long que celui de la fièvre bilieuse ; ce frisson étoit accompagné de nausées, de vomituritions, et quelquefois de vomissemens : alors les malades rejetoient des restes d'alimens mal digérés, ou des matières glaireuses, pituiteuses; elles étoient rarement bilieuses. On observoit aussi quelquefois, au commencement de la maladie, la céphalalgie, et une toux stomacale opiniâtre ; mais ces symptômes ne paroissoient ordinairement qu'après que le froid étoit dissipé.

Au frisson succédoit une chaleur forte : cette chaleur avoit un caractère qui me la faisoit distinguer facilement de celle qui accompagnoit la fièvre bilieuse, parce qu'elle étoit moins piquante, moins vive en apparence au tact, quoiqu'elle eût en général plus de force. Les malades se plaignoient souvent de la céphalalgie, mais plus souvent encore de la toux stomacale ; les nausées et les vomituritions, dont ils avoient été atteints dans le frisson, continuoient pendant la chaleur ; leur durée étoit même pour l'ordinaire de plusieurs jours : on observoit la constipation, et le plus souvent les nausées existoient jusques à ce que le ventre devînt libre ; le pouls étoit grand, fort, fréquent ; *il n'offroit de la dureté que lorsque le malade étoit menacé d'une congestion sur quelque viscère ;* en général le pouls étoit assez égal, et je ne l'ai jamais vu intermittent dans ce premier moment de la maladie. La peau des malades étoit sèche; et comme la fièvre présentoit rarement à cette période des rémissions, on n'apercevoit point de moiteur. La langue étoit ordinairement blanche, humectée; quoique la croûte qui la recouvroit fût assez épaisse, on voyoit quelquefois cette croûte percée par les *mamelons de la langue qui étoient renflés, et qui offroient des points d'un rouge très-vif, épars çà et là.* Les malades se plaignoient plutôt de la fadeur de leur bouche que d'un mauvais goût déterminé : cependant quelques-uns disoient avoir un goût aigre; très-peu avoient de l'amertume, et dans ce dernier cas, ce goût paroissoit dépendant de la saburre de l'estomac qui leur étoit particulière et purement accidentelle; chez ceux-ci, la croûte, qui recouvroit la langue, étoit plus ou moins jaune; les gencives étoient généralement tuméfiées et rouges.

Il étoit essentiel de distinguer la toux stomacale de celle qui survenoit à quelques malades, lorsque pendant le cours de la fièvre la poitrine menaçoit de se prendre, parce que les indications étoient différentes. On reconnoissoit le caractère stomacal de cette toux par le rapport des malades, qui, lorsqu'ils savoient s'énoncer, *désignoient l'é-*

pigastre comme le lieu où résidoit la cause qui l'excitoit, par les quintes qu'on y observoit, par les nausées qui accompagnoient ces quintes, par les matières glaireuses pituiteuses que cette toux entraînoit, et dont l'expulsion avoit plus de rapport au vomissement qu'à l'expectoration ; les malades ne ressentoient pas à la poitrine la douleur et la chaleur qui existent toujours lorsque la toux dépend d'une congestion dans cette cavité ; et s'ils se plaignoient qu'elle fût douloureuse, ce n'étoit qu'immédiatement après avoir essuyé des quintes vives de toux ; mais cette douleur se dissipoit très-vîte : *enfin, la toux les fatiguoit principalement après avoir bu de la tisane ou du bouillon*.

Cette fièvre prenoit chez quelques sujets, vers le quatrième, cinquième ou sixième jour, *un caractère plus inflammatoire, et alors on voyoit des engorgemens inflammatoires de la tête ou de la poitrine : j'en ai vu rarement de l'abdomen*, ce qu'auroit pu faire craindre la constipation. Lorsque la fièvre prenoit ce caractère, la solution en étoit ordinairement plus prompte, soit qu'elle s'opérât par la mort ou par la guérison. Dans le premier cas, l'inflammation dégénéroit promptement en gangrène; dans le second, la maladie se terminoit par une résolution salutaire, et *par différentes crises qu'on observoit à la fois, ou qui se succédoient les unes aux autres*; alors elles laissoient quelquefois entre elles un peu d'intervalle. L'état inflammatoire se prolongeoit chez quelques-uns au-delà du terme ordinaire : je n'ai cependant trouvé chez aucun d'eux les signes qui annoncent la suppuration. Lorsque dans cette maladie il se formoit des inflammations particulières, elles paroissoient moins dépendantes des mouvemens fébriles, que dans celles qui accompagnoient la fièvre mésentérique ou la fièvre bilieuse. Les symptômes avoient plus de constance, et ces inflammations avoient le caractère des maladies essentielles : cette prédominance étoit surtout très-marquée lorsque la solution étoit funeste, parce que n'observant alors que les symptômes de la gangrène, la fièvre n'offroit point la fonte colliquative qui en étoit la crise ordinaire. Mais ces inflammations avoient cela de particulier que le *molimen*, suppuratoire, qui est une solution familière aux inflammations ordinaires, ne se manifestoit pas. Elles paroissoient aussi avoir moins de prédominance lorsque la solution étoit avantageuse, et la maladie se terminoit par des crises plus variées que dans les inflammations essentielles;

mais il se faisoit toujours quelque excrétion relative à l'organe affecté ; quand c'étoit la poitrine, les malades avoient une expectoration abondante de crachats muqueux, souvent rouillés ; et quand c'étoit la tête, ils éprouvoient une semblable excrétion par la membrane pituitaire : *j'ai vu aussi plusieurs fois dans ces inflammations de la tête, dépendantes de la fièvre putride générale, des hémorragies du nez salutaires et critiques.*

S'il ne survenoit aucune inflammation particulière, l'augment se terminoit pour l'ordinaire au quatrième jour, mais quelquefois plus tard ; alors il alloit jusqu'au huitième, et même au-delà. En général, lorsque la marche de la maladie étoit très-prompte, elle étoit plus souvent funeste, et plus elle se prolongeoit, plus elle donnoit d'espoir ; la raison en est sans doute que les humeurs étoient alors moins disposées à la dissolution.

A la constipation succédoient ordinairement des selles muqueuses, glaireuses, qui commençoient dès le quatrième ou cinquième jour à être entraînées par les lavemens. C'étoit en général un signe avantageux lorsque les selles paroissoient avant les autres annonces de la fonte des humeurs, et on distinguoit ces selles plutôt par leur peu de puanteur que par tout autre moyen, parce qu'un vaisseau n'est pas, à beaucoup près, un lieu propre à l'examen des selles, ainsi qu'à l'inspection des urines, et à une infinité d'autres objets d'observations qui, par-tout ailleurs, éclairent le médecin, rectifient ses vues, et donnent plus de solidité à ses indications. Aussi ai-je fait plus d'observations relatives à la nature des excrémens pendant mon séjour à la Corogne, que pendant tout le temps que j'ai resté à la mer.

Les selles changoient de nature à mesure que la maladie changeoit de caractère; elles devenoient bilieuses et très-utiles, lorsque l'évacuation en étoit modérée, et que leur excrétion n'irritoit point, ou très-peu le rectum; dans le cas contraire, elles prenoient un caractère colliquatif; les malades rendoient bientôt des selles involontaires très-fétides, et cette diarrhée occasionnoit leur mort, ou en étoit une annonce certaine.

Quoique j'aie dit plus haut qu'il étoit avantageux que la constipation cessât avant que la maladie fût dans l'état, et que c'étoit un bon signe, lorsque, dès le troisième ou quatrième jour, les lavemens commençoient à entraîner des glaires; ce n'est pas que cette excrétion muqueuse fût salutaire dans tous les cas ; il falloit pour cela qu'elle fût modérée : *j'ai vu paroître à cette époque, chez quelques malades, une diarrhée muqueuse, peu après accompagnée de tranchées, et de tous les symptômes d'une dyssenterie qui devenoit promptement funeste. Elle étoit vraisemblablement la suite d'une congestion inflammatoire sur les intestins, analogue à celle qui se faisoit plus fréquemment sur la tête et sur la poitrine; aussi la mort des malades étoit-elle précédée des symptômes de la gangrène des intestins.*

Après que cet état très-ressemblant à la fièvre inflammatoire générale qui formoit le premier temps de la maladie avoit atteint son plus haut période, il se faisoit un changement plus ou moins prompt. La chaleur devenoit plus halitueuse, les urines plus abondantes, les selles plus aisées, le pouls étoit plus mou, plus souple, *et on observoit diverses crises le plus souvent successives, qui paroissoient toutes améliorer l'état du malade, et concourir à sa guérison.*

Les intestins, les voies ordinaires, et la peau n'étoient pas les seuls organes par lesquels la nature se débarrassoit de la matière morbifique : *on a vu le poumon et la membrane pituitaire y concourir par une excrétion muqueuse abondante, et cela chez des sujets dont la poitrine n'avoit pas été affectée*, *et qui n'avoient éprouvé*, *dans le premier temps de la maladie*, *qu'une céphalalgie médiocre.* J'ai vu aussi quelques malades atteints à cette époque d'aphtes, qui semblèrent concourir aux changemens avantageux qui succédoient.

Plus cette fonte générale étoit lente, plus elle étoit favorable ; lorsqu'elle étoit prompte, il arrivoit souvent qu'on ne voyoit pas de succession dans les excrétions, que la nature continuoit à affecter le même couloir, et alors ce flux devenoit colliquatif. On le reconnoissoit par la foiblesse qui en étoit la suite, par l'abattement des malades de plus en plus considérable, par la mauvaise odeur des excrétions, soit que ce fussent les sueurs ou la diarrhée ; enfin, par le changement du pouls qui devenoit petit, foible, vacillant, etc. Cette maladie étoit alors le plus souvent terminée par la syncope, et la mort étoit précédée du hoquet, des soubresauts des tendons, et de quelques autres affections convulsives principalement de la face.

J'ai observé quelquefois des parotides lorsque la fièvre menaçoit de quelque inflammation particulière ; il étoit avantageux alors que la congestion se fît à l'extérieur. Il y en a eu aussi quelques-unes qui ont été la suite des métastases ; l'utilité de celles-là étoit plus marquée, parce qu'elles débarrassoient les malades d'un mal existant, au lieu que dans les autres circonstances, elles ne faisoient que le prévenir. La matière de ces parotides m'a toujours paru peu mobile, et je n'ai pas connu de cas où elles aient été répercutées ; mais la suppuration en étoit difficile, et fournissoit ordinainairement un pus peu louable.

Il parut quelques parotides au déclin de la maladie, et à l'époque où les humeurs étoient dans un état de dissolution ; celles-là ont été très-fugaces ; elles disparoissoient ordinairement le jour même ; celles qui eurent plus de constance ne semblèrent pas retarder la mort des malades. J'aurois désiré qu'on eût ouvert, dès le premier instant, les parotides de cette dernière espèce ; cela pouvoit procurer un égoût avantageux ; à la vérité, il en seroit résulté un ulcère malin, peut-être gangreneux ; mais cet inconvénient auroit-il été bien grand dans des cas où la mort étoit presque certaine. Je pense que cette pratique pouvoit prolonger les jours du malade, et augmenter par-là les ressources de l'art ; d'ailleurs l'utilité des vésicatoires n'est pas toujours balancée par le caractère gangreneux que prennent les plaies, et je crois qu'il est des circonstances où les vésicatoires pourroient être appliqués uniquement dans cette vue : j'avoue cependant que la gorge ne seroit pas le lieu d'élection, et qu'une parotide gangreneuse auroit, à raison de son siége, beaucoup plus de danger qu'une tumeur du même caractère située sur une extrémité.

Cette fièvre, qui n'offroit pas d'exacerbation dans le premier temps, devenoit rémittente dans le second ; *alors les malades étoient, à chaque redoublement, menacés de congestion dans quelque cavité. C'étoit le moyen dont se servoit la nature pour opérer des crises successives.* Il arrivoit souvent que les évacuations étoient totalement suspendues pendant le redoublement, et qu'elles ne reparoissoient pas à la fin de celui-là, mais après quelques autres ; dans ce cas, la nature changeoit pour l'ordinaire de couloir ; ces suspensions et ces changemens rendoient le traitement très-difficile, et pouvoient occasionner beaucoup d'erreurs.

La saignée étoit en général utile au commencement de la maladie ; il étoit même avantageux de la répéter ; *c'étoit le moyen de prévenir les congestions inflammatoires*, d'éviter les flux colliquatifs qui étoient souvent la suite de la fonte des humeurs. La saignée avoit encore l'avantage de disposer le malade à l'exhibition de l'émétique ; mais malgré son utilité, il falloit en borner l'usage aux premiers jours de la maladie, ou ne la pratiquer ensuite qu'avec réserve, même dans les cas d'inflammation particulière ; elle auroit été très-dangereuse au moment où la fonte des humeurs étoit instante, et il étoit d'autant plus aisé de s'y tromper, que ce travail étoit précédé d'une plus grande intensité des symptômes fébriles : *d'ailleurs les humeurs étoient dans un état de turgescence, et menaçoient alors successivement divers organes.* Cette turgescence des humeurs étoit facilement confondue avec le début des inflammations, et on ne pouvoit s'assurer de l'existence de l'inflammation, que par la constance de l'affection des organes, et par un changement dans le pouls qui devenoit plus dur.

Je n'ai pas eu connoissance qu'on ait employé les purgatifs dans ce moment de turgescence ; je crois que c'eût été la vraie application du précepte d'*Hippocrate*, et qu'ils auroient été bien placés : peut-être auroient-ils été plus utiles que la répétition de la saignée pour prévenir l'inflammation.

Après la saignée, il falloit se hâter de donner l'émétique ; ce remède débarrassoit l'estomac des glaires qui le surchargeoient ; et par la secousse qu'il imprimoit à toute la machine, il prévenoit utilement les congestions, et favorisoit la fonte. Ce point de vue d'utilité de l'émétique paroît d'abord contradictoire avec ce que j'ai déjà dit plus haut, que la prolongation du premier temps de la maladie étoit en général un bon signe ; mais il faut distinguer ces cas. Il étoit dangereux que la fonte des humeurs fût très-prompte, quand cette promptitude dépendoit de leurs dispositions à la dissolution putride ; c'est ce qui se passoit à la fin de la campagne à bord des vaisseaux *la Bretagne* et *la Ville de Paris*. Des hommes, qui avoient joui jusqu'alors d'une très bonne santé, y furent atteints d'une fièvre putride, dont le premier temps étoit nul, ou duroit à peine un ou deux jours, et ils mouroient le cinquième ou le sixième ; mais dans les cas ordinaires la fonte n'étoit favorisée par la secousse qu'occasionnoit les émétiques, que parce que cette secousse mettoit tous les organes en équilibre, et par-là prévenoit les concentrations de spasme qui auroient été ensuite la cause, *ou des congestions inflammatoires*, ou des flux colliquatifs. Les émétiques avoient encore l'avantage de procurer, par les selles, l'excrétion des matières glaireuses qui se trouvoient dans les intestins, et qui auroient occasionné la dyssenterie que que j'ai toujours vue funeste.

Il étoit non-seulement utile de donner l'émétique les premiers jours de la maladie, mais il étoit encore avantageux de le répéter lorsque le premier temps de la fièvre se prolongeoit, et que les nausées se renouveloient. Ces nausées étoient toujours l'annonce d'une saburre pituiteuse, dont il étoit nécessaire de procurer l'évacuation le plus promptement possible. Enfin, lorsqu'on observoit cette diarrhée muqueuse, que j'ai dit avoir été le précurseur de la dyssenterie, les émétiques étoient très-propres à empêcher cette dégénération fâcheuse.

Les purgatifs m'ont rarement paru utiles dans ce premier temps de la maladie; la turgescence est la seule circonstance où je les aurois conseillés, et on ne les employoit point alors, parce qu'on regardoit l'intensité des symptômes fébriles, comme une contre-indication à ces remèdes, ce qui est vrai généralement. Je les ai vu donner utilement dans le second état; c'étoit lorsque la nature dirigeoit constamment ses mouvemens vers la peau : alors on déduisoit l'indication de purger de la constipation, et de l'utilité de l'excrétion des selles observées chez les autres malades. Mais la principale utilité de ces remèdes étoit sans doute de donner de la diversité à la direction des humeurs, et d'empêcher qu'une excrétion trop long-temps continuée ne devînt colliquative. Je crois qu'il eût été avantageux toutes les fois qu'il existoit un flux colliquatif, d'associer aux anti-septiques les évacuans les plus opposés à cette excrétion, et d'insister dans les cas de diarrhée colliquative sur les diaphorétiques. Le camphre qu'on employoit dans ces maladies comme anti-septique, a vraisemblablement été quelquefois utile à raison de sa vertu diaphorétique; enfin, c'est peut-être par un effet analogue, que Sthorck a édulcoré utilement, en ajoutant le sirop de diacode, son petit-lait vineux, acidulé avec l'esprit de soufre, lorsque dans les fièvres pétéchiales ce remède causoit des diarrhées, accompagnées de tranchées : quoiqu'il paroisse n'avoir eu pour objet que de le rendre moins irritant par l'addition du sirop de diacode, et d'*empêcher l'érétisme que les acides occasionnoient au canal intestinal*; le sirop de diacode pouvoit avoir un second effet non moins avantageux, celui de soutenir la direction des humeurs vers l'organe extérieur. Excepté ces indications particulières, et en quelque manière accidentelles, *les purgatifs étoient peu appropriés*. Je dois cependant en excepter encore les *cas très-rares*, où la fièvre putride générale étoit accompagnée *de signes évidens de saburre dans les premières voies*; alors les *purgatifs* étoient le moyen le plus efficace pour éviter que les cours de ventre ne devinssent colliquatifs.

Les épispastiques étoient très-appropriés dans la fièvre putride générale. M. Lambinet, chirurgien-major du vaisseau de *la Ville de Paris*, en a éprouvé les meilleurs effets en les appliquant de fort bonne heure; il y étoit engagé par la promptitude de la marche de la fièvre. *Les vésicatoires prévenoient utilement la formation des inflammations particulières*; *ils empêchoient la concentration du spasme*, *et la direction trop forte des humeurs vers un organe*; ils rétablissoient l'équilibre dans toute la machine, ils devoient encore concourir à favoriser la fonte des humeurs, et c'est vraisemblablement d'après cette dernière manière d'agir qu'ils étoient peu utiles, lorsqu'on les appliquoit trop tard. Leur usage étoit aussi fort dangereux quand il avoit lieu au second temps de la maladie, pour remédier à la suspension des flux critiques que j'ai dit qu'on observoit quelquefois; ils augmentoient alors la putridité des humeurs, et *génoient beau-*

coup le travail, par lequel le principe vital cherchoit à déterminer un autre flux. Ce qui m'a persuadé de la justesse de cette idée, c'est que dans ces cas ce remède avoit presque toujours l'utilité apparente de procurer le rétablissement du flux supprimé; mais aussi ce flux devenoit plus sûrement colliquatif. J'ai rarement vu les plaies se gangrener, quoique la maladie prît une tournure fâcheuse; lors, au contraire, qu'elle avoit une terminaison avantageuse, les cicatrices étoient moins difficiles que celles qu'on observoit après la fièvre bilieuse.

Les vésicatoires étoient très-utiles dans les cas d'inflammation particulière : j'ai présumé qu'alors leur principal effet étoit de diminuer l'afflux des humeurs vers la partie qui étoit atteinte d'inflammation, d'exciter les mouvemens fébriles, et d'empêcher que la congestion inflammatoire ne prît une prédominance trop marquée sur la fièvre; le danger de la maladie étoit presque toujours à raison de la prédominance de l'inflammation.

Les convalescences de cette fièvre putride générale étoient difficiles, et les rechutes fréquentes. *Il étoit utile de donner de temps en temps des purgatifs, et d'en alterner l'usage avec celui des toniques.* Il auroit pu aussi être très-avantageux d'exciter plus particulièrement les excrétions qui avoient le plus concouru à la solution de la maladie ; mais ce mieux de traitement est trop difficile à bord d'un vaisseau, où les aides et les remèdes manquant souvent, il est impossible de multiplier les moyens de guérir, lorsqu'il y a beaucoup de malades. Quand on considère dans un vaisseau surchargé de malades tous les obstacles qui s'opposent à leur rétablissement, on conçoit difficilement comment il en échappe quelques-uns.

Le quinquina et les acides furent les remèdes employés le plus généralement *dans le second période de la maladie.* On en observoit de bons effets, soit donnés seuls, soit combinés ensemble, le quinquina m'a paru d'autant plus utile, que les exacerbations étoient plus marquées. Lorsque l'état des forces l'indiquoit, on faisoit usage des cordiaux. J'ai trop rarement vu des guérisons de malades parvenues à ce point, pour avoir pu en observer les bons effets.

TROISIÈME PARTIE.

De la fièvre maligne.

Des trois espèces de fièvres qui régnèrent dans l'armée de manière à fixer mon attention, les fièvres malignes furent les plus rares. Elles paroîtroient cependant avoir été dans les derniers temps aussi nombreuses que les autres, si on s'en tenoit aux dénominations que m'offroient plusieurs des états de situation que je recevois ; mais lorsque j'ai dressé moi-même ces états à bord des vaisseaux, *j'ai fait rentrer dans la classe des fièvres putrides générales, et même des fièvres putrides des premières voies, plusieurs maladies qu'on annonçoit malignes.* On peut le juger facilement d'après la description que j'ai donnée de ces deux espèces de fièvre putride. Je me suis absolument tenu, à cet égard, aux limites que M. Barthez assigne aux fièvres malignes, pour le caractère desquelles il n'exige pas seulement des symptômes graves, mais encore il veut que leur intensité ne soit pas en proportion avec ceux qui les ont précédés, et avec un certain nombre des co-existans. *Ainsi, non-seulement je n'ai pas regardé avec quelques praticiens comme des fièvres malignes toutes celles qui conduisoient les malades à la mort, et qui étoient accompagnées de délire, de mouvemens convulsifs, de flux colliquatifs, etc.; mais je les ai fait rentrer chacune dans la classe à laquelle elles appartenoient; aussi trouve-t-on dans le tableau que j'ai fait des fièvres putrides, les symptômes les plus familiers aux fièvres malignes, et les terminaisons qu'on leur observe le plus souvent.*

Le plus grand nombre des fièvres malignes que j'ai observées dans l'armée n'étoient pas telles de leur nature; *elles le devenoient par accident, et les fièvres putrides des premières voies étoient l'espèce à laquelle elles succédoient le plus souvent.* Il y en eut cependant quelques-unes qui annonçoient ce caractère dès le commencement de la maladie.

Les fièvres *malignes essentielles* débutèrent presque toujours par les symptômes d'une fièvre putride ou catarrale légère; ces symptômes n'annonçoient aucun danger; mais lorsqu'on examinoit ces malades avec beaucoup d'attention, on les voyoit dans un abattement et dans un état d'inertie extrêmes; non seulement ils restoient constamment couchés, mais ils sembloient changer difficilement de situation dans leur hamac, ou sur le cadre; il falloit leur demander plusieurs fois le bras pour tâter leur pouls, et il n'étoit pas aisé d'obtenir qu'ils se soulevassent pour laisser voir leur langue; enfin, leur ame paroissoit dans un découragement absolu; ils avoient la plus grande indifférence sur tout ce qui se passoit autour d'eux: j'en ai vu qui, étant dans la classe des maîtres, avoient des détails dans le vaisseau, et qui avoient montré jusques alors la plus grande activité; ils entendoient faire de grands mouvemens sans s'en occuper, et sans en demander l'objet. Leur consternation étoit extrême; ils étoient fortement frappés de l'idée de la mort. On a pu quelquefois accuser de cette terreur l'impression que doivent faire à bord d'un vaisseau les terminaisons funestes des maladies, sur-tout lorsqu'elles deviennent fréquentes; mais j'en ai vu plusieurs chez qui la crainte de la mort ne paroissoit pas avoir cette origine, et qui, au rapport de leurs camarades, avoient plaisanté là-dessus la veille de leur maladie. Cependant quelques autres étoient tourmentés, plusieurs jours avant, de cette cruelle prévoyance, et alors, non seulement la terreur que leur imprimoit la perte de leurs connoissances pouvoit l'occasionner, mais encore concourir au caractère malin de la fièvre ; cela m'a toujours fait désirer et conseiller qu'on renvoyât, le plutôt possible, les malades. Je dois cependant convenir que dans tous les cas la prévoyance de la mort, qui précède de plusieurs jours la maladie, ne doit pas être attribuée à une semblable cause, parce que je l'ai souvent vue, dans ma pratique, indépendante de toute circonstance connue aux malades eux-mêmes. Alors on ne peut en accuser que l'impression profonde que font sur le principe de la vie les causes prédisposantes, ou déterminantes de la malignité, *causes qui peuvent exister, s'accumuler même, pendant un intervalle plus ou moins long*, et n'occasionner aucune lésion notable dans les fonctions qu'après un certain temps, ou lorsqu'elles sont mises en jeu par une nouvelle cause accidentelle.

Après quelques jours d'une fièvre légère qui n'avoit d'autre annonce de malignité que l'abattement, il paroissoit des soubresauts des tendons, ou quelques autres mouvemens convulsifs foibles ; ces symptômes auroient échappé très-aisément à des praticiens peu attentifs : il étoit cependant essentiel de les reconnoître, parce qu'ils confirmoient l'existence du caractère malin, que l'inertie avoit annoncé au début de la maladie. Bientôt après on observoit un délire sourd, qui n'ôtoit à ces malades que le sentiment de leur état. Plusieurs éprouvoient une difficulté de respirer légère, mais sensible ; enfin, il paroissoit quelquefois des nausées, des vomituritions fréquentes et le hoquet. Ces différens symptômes n'avoient pas toujours la succession que je viens de décrire; le délire commençoit souvent avant les soubresauts des tendons; les nausées et les vomituritions précédoient chez plusieurs malades les affections de la tête et des nerfs, et j'ai vu quelquefois tous ces symptômes paroître en même temps; il n'y a que le hoquet que j'ai toujours observé venir plus tard.

La durée de cette seconde époque de la maladie étoit plus ou moins longue; j'ai vu au moment de la rentrée de l'armée deux malades dans les hôpitaux de Brest, chez qui la fièvre maligne se borna à cet état : ces deux malades n'avoient d'autre altération dans le pouls que plus de petitesse, plus de dureté, et plus de lenteur que dans l'état naturel : on ne reconnoissoit leur situation que par leur inertie, par un délire obscur, par des soubresauts des tendons fréquens, et des mouvemens convulsifs beaucoup plus rares à la face. Je fis appliquer les vésicatoires dès qu'ils furent entrés à l'hôpital; *j'employai d'abord quelques délayans*, *ensuite l'émétique*; après cela je passai aux antispasmodiques; *le musc et le camphre*, associés avec le nitre, furent mis en usage. Les vésicatoires furent répétés; enfin, je terminai le traitement par des apozèmes amers dans lesquels entroient *le quinquina et la gentiane*; je les altérois avec *le sel ammoniac*. Un de ces malades fut atteint le quatorzième jour de son entrée à l'hôpital, (et il n'y avoit pas été porté vraisemblablement le premier jour de sa maladie) d'un accès de fièvre assez fort qui dissipa le délire et les affections nerveuses; cet accès, qui dura vingt-quatre heures, fut terminé par une sueur abondante; la fièvre revint le troisième jour, et il eut ainsi sept accès de fièvre tierce, qui furent toujours accompagnés de beaucoup de sueur. La suppuration des derniers vésicatoires, que j'avois fait appliquer, augmenta sensiblement au premier accès de fièvre; elle se soutint pendant quelques jours: mais la cicatrice en étoit faite avant la cessation de la fièvre. Le malade fut purgé après le second et le troisième accès; je lui donnai ensuite, dans l'intervalle des accès suivans, un bol préparé avec trois grains de camphre, et quinze grains de nitre, qu'on répétoit trois fois dans l'intermission : je n'employai point le quinquina que j'avois suspendu au premier accès. Je regardai cette fièvre comme critique, et je ne voulus pas donner de frein à la nature.

Je ne pus pas parvenir à procurer des mouvemens fébriles sensibles au second malade ; les diaphorétiques que je fis succéder aux apozèmes amers, ne parurent pas augmenter la transpiration ; enfin, *je le purgeai trois fois*. Les soubresauts des tendons se dissipèrent lentement, et sa convalescence fut longue : il essuya une troisième application des vésicatoires à la nuque. Ce ne fut qu'après *la troisième médecine*, et la dernière application des vésicatoires, *que le pouls reprit sa fréquence naturelle* ; alors sa dureté céda la place à la foiblesse, et il fut longtemps très-petit. Le premier malade au contraire reprit sensiblement des forces pendant la durée de la fièvre, et il fut promptement rétabli.

Quoique dans le premier et le second temps de la maladie les mouvemens fébriles fussent peu sensibles, et que le pouls fût même le plus souvent, et pour la force, et pour la fréquence au-dessous de l'état naturel, ils montroient cependant presque toujours une exacerbation plus ou moins marquée. Elle étoit principalement reconnoissable par une augmentation de délire et des mouvemens convulsifs, et par l'accroissement des anxiétés. La chaleur de la peau étoit ordinairement aussi plus forte que dans la rémission, où elle rentroit dans l'état naturel.

Lorsque la maladie faisoit des progrès, on y observoit divers changemens, suivant qu'elle tendoit à une terminaison favorable ou funeste. Dans ce dernier cas la mort étoit annoncée de différentes manières ; les jours de quelques-uns étoient terminés par le dernier degré de la prostration des forces ; alors le pouls devenoit inégal, petit, et extrêmement foible ; le malade avoit des défaillances fréquentes, accompagnées de sueurs partielles froides et visqueuses, et la vie s'éteignoit d'une manière presque insensible ; chez d'autres, on voyoit le délire et les mouvemens convulsifs s'accroître au point de devenir souvent quelques momens avant la mort très-disproportionnés à l'état des forces. Il sembloit à ce dernier terme de la maladie que la vie ne se soutenoit que par les convulsions et le délire ; elle étoit terminée par une syncope. Dans cette dernière terminaison les exacerbations étoient très-sensibles, au lieu que dans l'autre elles diminuoient à mesure que la maladie approchoit de sa fin, et on cessoit quelques jours avant la mort, d'en apercevoir la plus petite trace. Ce n'étoit pas les seules terminaisons fâcheuses de cette fièvre maligne : on observa chez quelques malades des *pétéchies*; elles furent rares, mais toujours funestes : tout annonçoit qu'elles tiroient leur origine *d'une fonte putride des humeurs*; elles étoient accompagnées d'hémorragies et de sueurs, ou d'un cours de ventre colliquatif : ces flux terminoient les jours des malades. Cette dernière solution ne s'observa que dans des cas où le caractère malin étoit compliqué avec la fièvre putride générale.

Lorsqu'au contraire la maladie tendoit à une solution avantageuse, on voyoit le pouls prendre de la force, devenir plus égal et plus fréquent, s'il l'étoit auparavant moins que dans l'état naturel; *la maladie se terminoit le plus souvent par des sueurs plus ou moins continues et copieuses, quelquefois aussi on observoit une diarrhée modérée et très-salutaire; enfin, il y avoit quelques malades chez qui la crise étoit annoncée quelques jours à l'avance par un développement des mouve-*

mens fébriles; alors leur guérison étoit ordinairement plus prompte et plus complète. Cette fièvre, souvent assez vive, étoit rémittente, quelquefois intermittente; dès la première exacerbation le délire et les mouvemens convulsifs diminuoient d'une manière sensible, et si on observoit au déclin une sueur considérable, ils cessoient totalement pour ne plus reparoître; mais lorsqu'il y avoit peu de sueur, ils reprenoient le dessus dans la rémission, et alors les malades conservoient quelquefois pendant plusieurs jours cette alternative d'affections fébriles ou nerveuses.

La fièvre étoit, de toutes les solutions de cette maladie, la plus avantageuse, et celle qui procuroit les convalescences les moins pénibles et les plus certaines. La moins bonne au contraire étoit celle où on n'observoit ni mouvement fébrile, ni évacuation critique. Presque tous ceux qui éprouvèrent cette terminaison, furent débarqués très-foibles, et vraisemblablement le plus grand nombre moururent dans les hôpitaux, soit du marasme, accompagné d'une fièvre lente, soit d'une rechute; c'est ainsi que j'en ai vu finir plusieurs.

Les vésicatoires furent le remède le plus utile dans cette fièvre; il étoit avantageux de les appliquer dès le début de la maladie ; il falloit même répéter plusieurs fois cette application, et quoique la suppuration ne fût pas le point de vue principal de leur utilité, la cessation étoit cependant le moment à saisir pour l'application d'un nouveau vésicatoire ; j'en excepte les cas d'apparition ou d'accroissement d'intensité de quelques symptômes, qui les indiquoient malgré que la suppuration des précédens ne fût pas diminuée. *Les vésicatoires ne m'ont en général paru dans cette maladie utiles que comme excitans ;* ils se cicatrisoient assez promptement, malgré même les efforts qu'on faisoit pour entretenir la suppuration ; *cette observation me confirme dans l'idée qu'il valoit mieux les appliquer de nouveau.*

Les émétiques étoient aussi très-appropriés au commencement de la maladie ; ils m'ont paru avoir de bons effets, même dans les cas où il n'y avoit aucun signe de saburre ; leur plus grand avantage devoit sans doute être déduit de la secousse qu'ils procuroient. Il étoit utile de les répéter ; mais il ne falloit pas attendre trop tard, parce que la fatigue, qui en étoit la suite, augmentoit la prostration des forces.

Les purgatifs étoient peu utiles, excepté au déclin où il y avoit *quelques annonces d'une crise par les selles.* Dans toute autre circonstance, la seule influence que je leur aie observée sur la maladie, étoit de diminuer les forces. J'en ai cependant fait usage moi-même à la rentrée de l'armée, dans des cas où la fièvre se prolongeoit sans annoncer aucun effet critique de la nature, et cela dans la vue d'imiter les crises que le principe vital opéroit quelquefois; leur administration n'a jamais eu lieu qu'après avoir tenté inutilement les diaphorétiques, même les plus puissans, tels que les alkali-volatils; je n'en éprouvai pas des effets bien satisfaisans, et quoique plusieurs de ces malades se soient rétablis, j'ai souvent soupçonné qu'ils auroient guéri également sans purgatifs.

Je n'ai point eu connoissance qu'aucun chirurgien ait fait usage *de la saignée* dans cette espèce de fièvre; elle étoit *essentiellement contre-indiquée* par l'état des forces, et je suis persuadé qu'elle eût été suivie des plus mauvais effets; il n'en étoit pas de même *de l'autre* fièvre maligne dont je parlerai bientôt.

Après les vésicatoires, les remèdes dont on pouvoit espérer le plus de succès dans cette fièvre, étoient le *camphre* et les apozèmes préparés avec le *quinquina*, et *la serpentaire* de Virginie ; il étoit avantageux de les altérer soit avec le sel ammoniac, soit avec l'esprit de Mindererus. Le sel de Glaubert et les autres sels neutres à base d'alkali fixe, *n'étoient pas à beaucoup près* aussi utiles ; ils paroissoient énerver davantage l'estomac ; je substituois volontiers dans les hôpitaux le musc au camphre ; je l'ai cru en général plus approprié dans presque tous les cas où j'avois à combattre la malignité ; j'ai quelquefois associé avec avantage ces deux remèdes. J'ai encore substitué au musc, dans des momens où nous en manquions, une teinture de castoreum faite dans l'éther vitriolique. M. *Poissonnier*, inspecteur des hôpitaux de la marine, avoit indiqué ce remède ; j'en ai éprouvé de bons effets. Ces différens médicamens agissoient principalement comme toniques, et comme anti-spasmodiques ; par ces deux effets, ils modéroient les affections des nerfs ; ils soutenoient les forces de la nature, et ils l'excitoient au travail de la coction.

Les cordiaux paroîtroient au premier coup-d'œil devoir produire des effets semblables ; je les ai cependant vu rarement utiles ; leur manière d'agir est sans doute trop fugace, et si on en excepte les cas d'agonie, je crois que leur emploi doit être borné aux circonstances où on veut exciter momentanément les forces de la nature, lorsqu'on craint qu'elle ne succombe au travail de la coction, à la foiblesse qu'entraîne une évacuation critique, etc. J'ai cependant employé dans cette fièvre des cordiaux très-actifs, même des alkalis volatils; *c'étoit au déclin de la maladie, lorsque le principe vital ne paroissoit pas méditer de crise*; alors je cherchois, par l'usage de cordiaux, à lui procurer quelques secousses, et *surtout à exciter les mouvemens fébriles dont je connoissois tout l'avantage;* mais je n'insistois pas long-temps sur ces remèdes, parce que je m'apercevois que leur effet passager tendoit à la détérioration des forces; en effet, lorsqu'il étoit fini, la foiblesse étoit plus grande; je n'ai pas cru cependant que ce désavantage des cordiaux dût me les faire bannir *de la médecine des agonisans; je suis au contraire dans l'usage de les porter à cette époque beaucoup au-delà des doses ordinaires, et j'en ai éprouvé plusieurs fois les effets les plus satisfaisans.* Dans ces cas la mort du malade est certaine, si la nature ne procure pas une révolution heureuse; on doit faire tous ses efforts pour favoriser cette révolution, soit en excitant la nature, soit en retardant le moment fatal de la cessation de la vie. C'est ainsi qu'e

1775, à la Rochelle, je prolongeai l'existence d'un malade atteint d'une fièvre maligne nerveuse; il tomba dans l'agonie, sans connoissance, sans sentiment, la respiration presque insensible, le pouls à-peu-près perdu; on ne le trouvoit que lorsqu'on lui avoit fait avaler une cuillerée de bouillon, à laquelle on ajoutoit cinq ou six gouttes d'esprit volatil de sel ammoniac. Ce malade ne donnoit souvent des preuves d'existence que par quelques foibles soubresauts des tendons, et par des mouvemens convulsifs des muscles de la face. L'exhibition très-fréquente de l'alkali volatil et de quelques autres cordiaux, me fournit le moyen de soutenir cet état pendant quarante-six heures, et au bout de ce temps, il se développa des mouvemens fébriles, qui prirent une marche rémittente régulière, et qui amenèrent des crises salutaires. J'ai vu plusieurs cas analogues dans ma pratique, et je n'ai rapporté celui-là de préférence, que parce que c'est celui où l'état d'agonie a été le plus long, et où toutes les annonces de l'extinction très-prochaine de la vie paroissoient les plus marquées. *J'ai observé qu'on devoit particulièrement insister dans ces cas sur les cordiaux lorsque leur usage ne change pas l'état de la langue d'une manière sensible; mais quand la langue devient sèche, noire, et comme brûlée, et qu'on observe le même changement sur les lèvres, alors j'ai constamment vu les malades mourir;* je ne change cependant pas pour cela de méthode, bien convaincu d'un côté que la nature peut avoir des ressources qu'elle ne m'a pas encore offertes; et d'un autre côté, que les cordiaux peuvent prolonger l'existence, et que cette prolongation, quand même elle ne seroit que d'une heure, est un devoir duquel le médecin ne peut pas s'écarter. La place que j'ai donnée à ces réflexions me paroît d'autant plus naturelle, que la fièvre maligne est de toutes les maladies celle dont l'agonie offre le plus de ressources.

Les fièvres malignes, que j'ai regardées comme *accidentelles*, *étoient celles qui survenoient aux fièvres putrides des premières voies.* Il n'y avoit au début de la fièvre aucune annonce du caractère malin; *la malignité ne paroissoit que dans l'état de la maladie, ou au plutôt pendant l'augment; alors il survenoit des concentrations de spasme dans divers organes, et principalement à l'estomac, quelquefois aussi à la tête.* Ces concentrations étoient suivies de divers accidens; le délire et les convulsions étoient les plus fréquentes; le délire étoit le plus souvent sourd, obscur ; on ne s'en apercevoit quelquefois que parce que le malade ne buvoit pas, quoique *sa langue fût sèche, enflammée ; on la trouvoit même chez quelques-uns très-chaude au tact.* Cet état de la langue auroit dû être accompagné d'une soif inextinguible ; d'autres fois on connoissoit le délire par une confusion d'idées ; chez quelques malades la langue en étoit le fidèle interprête, ceux-là étoient très-babillards, d'autres étoient taciturnes, et on ne s'apercevoit de leur état que par leurs réponses peu relatives aux questions qu'on leur faisoit.

Les mouvemens convulsifs se bornoient quelquefois aux tendons ; mais cela étoit rare ; ils étoient pour l'ordinaire plus généraux ; c'étoit d'abord les extrémités qui en étoient le siége, ensuite la face.

Dans presque toutes ces fièvres, l'érétisme de l'estomac paroissoit l'affection dominante ; elle sembloit même la source de tous les autres symptômes de mauvais caractère ; les nausées, les vomituritions, les anxiétés précordiales, les défaillances, le hoquet étoient constans dans cette maladie ; mais ils avoient une telle intensité, qu'ils n'étoient dans aucune proportion avec les mouvemens fébriles ; les autres fonctions, principalement la respiration, n'offroient que peu ou point d'altération. Lorsque le délire cessoit dans la rémission, soit parce que la maladie étoit moins grave, soit parce que la tête partageoit moins les désordres qui en étoient la suite, on retrouvoit cette inertie absolue, cet abattement extrême de l'ame qui caractérise le plus grand nombre des fièvres malignes.

Dans quelques cas les symptômes, dépendans de l'affection de la tête, prenoient une prédominance assez marquée; alors le délire étoit plus violent, les convulsions plus fortes, et quoique le pouls n'annonçât jamais l'état inflammatoire, on observoit cependant qu'il étoit moins petit, moins inégal, plus dur.

Les terminaisons funestes de cette fièvre étoient beaucoup plus variées que celle des fièvres malignes essentielles, parce que la maladie primitive conservoit toujours une certaine influence. Il n'en étoit pas de même des terminaisons heureuses, qui du reste étoient très-rares. Le cours de ventre, presque la seule évacuation de laquelle on pouvoit espérer quelque utilité, étoit presque toujours équivoque, parce qu'il étoit *plus souvent colliquatif que critique*, et alors il épuisoit promptement les forces, et accéléroit la mort du malade. Dans ce cours de ventre colliquatif les matières étoient tenues; les selles fréquentes, abondantes, involontaires, souvent âcres, quelquefois sanguignolentes, et semblables à celle du flux hépatique. Lors au contraire que le cours de ventre étoit modéré, que les selles étoient bilieuses, et avoient une certaine consistance, que ce cours de ventre étoit accompagné *d'un développement du pouls*, d'une moiteur douce et générale, il laissoit de grandes espérances. La diminution des affections nerveuses et du délire, fortifioit encore ce prognostic, et on pouvoit s'y fixer d'autant plus, que cette diminution devenoit plus sensible.

On a regardé souvent le second temps de la fièvre putride générale comme une fièvre maligne, et c'est la maladie qu'on me désignoit dans les états de situation par la dénomination de fièvre putride maligne; mais après avoir visité moi-même plusieurs vaisseaux, et avoir vu les maladies qu'on caractérisoit par ce nom, je n'ai pas cru qu'elles dussent sortir de la classe des fièvres putrides générales; parce que dans la fonte putride et colliquative, qui accompagnoit ces maladies, toutes les fonctions étoient altérées sensiblement, et je n'y voyois pas cette disproportion dans les divers symptômes de la maladie, que je regarde comme le caractère essentiel de la malignité.

La saignée étoit non-seulement admissible

dans quelques-unes de ces fièvres malignes accidentelles, mais même nécessaires ; c'étoit principalement lorsque les affections de la tête paroissoient prendre le dessus : j'aurois désiré qu'on eût fait usage dans cette circonstance de l'artériotomie, ou de l'application des ventouses scarifiées à la nuque; j'ai employé plusieurs fois ces secours à Brest avec beaucoup d'utilité après la rentrée de l'armée, tantôt en faisant précéder la saignée du bras, d'autres fois sans en avoir fait usage. *La saignée étoit indiquée aussi, mais plus rarement lorsque les affections de l'estomac conservoient une prédominance marquée : on observoit alors une tension considérable et fort douloureuse dans la région qu'occupe ce viscère. Il ne falloit pas attendre, pour la pratiquer, qu'elle fût indiquée par l'état du pouls, parce qu'il n'acquéroit jamais assez de force et de dureté ;* mais il suffisoit que le pouls ne la contre-indiquât point; car si le pouls étoit petit, foible, inégal, abattu, on pouvoit regarder cet état comme un indice que la gangrène étoit imminente, et la saignée n'auroit fait que la hâter ; elle pouvoit encore occasionner une syncope funeste : aussi, quand on la pratiquoit, elle ne devoit pas être forte, et il étoit rarement nécessaire de la répéter. *Je crois que chez plusieurs de ces malades on auroit pu lui substituer l'application des sangsues aux tempes ou à l'anus, lorsque l'estomac étoit le siége principal de la maladie*; mais ce secours manque à bord des vaisseaux. Le dégorgement de la veine-porte qui est opéré par l'application des sangsues à l'anus, est beaucoup plus direct relativement aux organes épigastriques; et cette manière de tirer du sang est moins énervante, considération majeure dans les fièvres malignes.

Les émétiques ne pouvoient pas se placer dans le traitement de cette maladie; l'éréthisme de l'estomac étoit trop considérable. S'il y avoit saburre, il falloit la combattre par les délayans et les correctifs appropriés: j'ai même soupçonné dans quelques cas, que le caractère malin de la fièvre n'étoit dû qu'à l'exhibition déplacée de l'émétique: du moins ai-je vu les symptômes de mauvais caractère paroître bientôt après. On pouvoit cependant l'employer utilement au déclin de la maladie lorsqu'elle tendoit à une heureuse issue, et qu'il paroissoit des selles utiles, mais rares; alors on pouvoit favoriser cette excrétion en altérant les tisanes.

Les purgatifs n'étoient pas plus favorables

que les émétiques, ils étoient contre-indiqués par l'affection des nerfs, et particulièrement par l'érétisme de l'estomac; mais on pouvoit également les employer avec avantage au déclin, surtout lorsque la tête avoit paru essentiellement affectée, et qu'il y avoit une amélioration sensible, annoncée par la diminution du délire, et la moiteur de la peau; alors les purgatifs étoient nécessaires, pourvu que le cours de ventre ne parût pas en même temps parce que c'étoit la crise la plus utile; mais si le cours du ventre avoit lieu, les purgatifs pouvoient le rendre colliquatif. Lorsqu'on les donnoit, il falloit choisir *les plus doux*, tels que la manne, les tamarins, la crême de tartre.

Les vésicatoires étoient très-utiles pour combattre l'érétisme de l'estomac; ils étoient indiqués aussi par les affections de la tête. Il étoit avantageux de les appliquer dès que la congestion commençoit à se faire; *ils réussissoient mieux pour la prévenir lorsqu'elle étoit éminente, que pour la combattre lorsqu'elle étoit formée. Quand la saignée étoit indiquée, il falloit qu'elle précédât l'application des vésicatoires, sans cela ces remèdes étoient insuffisans pour opérer une révulsion du spasme, et ils l'augmentoient au lieu de le diminuer*; mais lorsque les vésicatoires étoient appliqués avant que l'érétisme fût porté au plus haut point, ils le combattoient utilement; ils prévenoient l'indication de la saignée, et ils favorisoient d'une manière sensible *le bon effet des adoucissans et des émolliens.*

Les mouvemens fébriles n'étant pas portés au point de devenir funestes, et leur marche rémittente n'en augmentant pas sensiblement le danger, *le quinquina n'étoit point indiqué*; *d'ailleurs l'irritabilité de l'estomac rendoit l'impression de ce médicament dangereuse. A la vérité cette maladie se terminoit souvent avec les symptômes de la gangrène; mais cette gangrène dépendoit plutôt d'une concentration de spasme que d'une altération putride.* Les anti-spasmodiques, qui sembloient au premier coup-d'œil très-appropriés, ont eu rarement des succès: *je pense qu'on doit l'attribuer à la manière d'être de l'estomac.*

Les vrais remèdes de cette maladie étoient les adoucissans, les émolliens, les mucilagineux, les huileux; ces derniers étoient surtout très-utiles lorsqu'on soupçonnoit que l'éréthisme de l'estomac étoit dû en partie à la présence des vers. On devoit non-seulement recommander aux malades une ample boisson d'une tisane adoucissante, mais il falloit encore employer les émolliens en fomentation, et en lavement. C'étoit le moyen le plus sûr de combattre l'érétisme de l'estomac : on y étoit conduit naturellement, en ce que le développement des symptômes malins avoit souvent été précédé de quelque cause irritante.

Les convalescences de cette espèce de fièvre maligne étoient longues et pénibles; les premières voies étoient dans un état d'atonie extrême, et on ne parvenoit que difficilement à rétablir les digestions. Il falloit donner pendant long-temps des toniques *doux*, et *choisir dans cette classe les moins échauffans*; les fleurs de camomille m'ont paru très-utiles; j'en faisois un usage très-fréquent à Brest; j'ordonnai soir et matin une infusion assez chargée de ces fleurs; l'exercice auroit pu aussi être très-avantageux; mais ce moyen manque toujours à bord des vaisseaux, et souvent dans les hôpitaux, par les bornes, la situation, le peu de commodités ou d'agrémens des lieux.

Telles sont les maladies que j'ai observées dans notre armée navale en 1779; telle a été leur marche, le traitement que j'ai pu leur appliquer, ou celui que j'aurois trouvé plus convenable, si les circonstances l'eussent permis. Il est difficile d'en assigner les causes;

des recherches trop approfondies pourroient devenir à la fois téméraires et injustes ; mais lorsqu'on considère avec attention les circonstances de cette campagne, l'espèce d'hommes dont nos vaisseaux étoient surchargés, la longueur, l'inutilité et l'ennui des croisières, les inconvéniens de la saison, on s'étonnera moins de ce nombre prodigieux de malades qui accabloient l'armée. Si on jette ensuite un coup-d'œil sur la surcharge des hôpitaux de Brest, sur le désordre qu'entraîna nécessairement un débarquement précipité, sur l'impossiblité où se trouvèrent l'intendant, l'inspecteur et les médecins chargés du soin des Hôpitaux, de séparer les convalescens des malades, de placer dans le même lieu tous ceux qui étoient atteints de maladies graves, et d'empêcher les autres de communiquer avec eux, on ne sera surpris peut-être que de ce que la calamité que nous avons éprouvée n'a pas été encore plus affreuse. *Si nos maladies avoient été contagieuses, nos malades auroient occasionné dans Brest, et peut-être dans une partie de la province, une contagion funeste ; mais quoiqu'elles ne le fussent pas, il n'est pas moins surprenant qu'elles n'aient pas pris ce caractère d'une manière plus décidée dans nos hôpitaux*. Les officiers de santé et les infirmiers en furent presque les seules victimes, et ceux-là moururent pour la plupart de la fièvre maligne d'hôpital, qui étoit la suite de leur assiduité auprès des malades : cette fièvre maligne d'hôpital ne s'observoit pas dans les salles, où ils la contractoient, et ce n'étoit pas là le caractère dominant des fièvres malignes que nous y traitions. J'y ai vu aussi quelquefois des maladies légères changer subitement de nature, et devenir mortelles. Ce changement devoit sans doute être attribué à la contagion ; mais cette propagation contagieuse de quelques fièvres putrides ou malignes n'eut lieu que pour quelques sujets en particulier ; ils en furent attaqués vraisemblablement, parce qu'ils y étoient plus disposés, ou parce qu'ils s'y exposoient en communiquant d'une manière plus particulière avec d'autres malades qui en étoient atteints. Je fus témoin à cette époque d'une circonstance qui me donna les plus vives allarmes, et qui prouve combien les fièvres putrides et malignes sont susceptibles de se propager dans les hôpitaux, quoique la maladie n'ait pas de caractère épidémique. A la fin de septembre, dans une de mes salles, qui étoit placée à l'hôpital incendié, et qui contenoit plus de deux cents malades, il mourut un bas-officier de la marine. Sa maladie avoit été une fièvre putride générale; elle s'étoit terminée par le dernier degré de la fonte putride. D'après un usage que je fis bannir dès cet instant, on gardoit les cadavres des bas officiers jusqu'à ce qu'ils fussent mis dans la bière, afin de les enterrer avec la pompe militaire. Celui-ci étoit mort à minuit; le cadavre étoit encore sur le lit à six heures du matin que j'entrai dans la salle. Je fus frappé d'une odeur infecte; j'en demandai la raison, et je fis sur-le-champ porter le cadavre dehors; mais le mal étoit fait. Il y eut au moins vingt fièvres légères qui prirent dès le même jour le caractère putride : je trouvai beaucoup de convalescens avec la fièvre; elle fut chez la plupart de la même nature ; enfin, presque tous les malades reçurent de cet événement une impression plus ou moins marquée. Comme il y avoit dans cette salle beaucoup de maladies diverses, il eût été très-intéressant d'observer qu'elles étoient celles sur qui la contagion influa le plus : il falloit pour cela faire un tableau historique de la maladie de chaque individu, soit que cette maladie fût existante, passée, ou en convalescence. J'avois commencé ce travail; mais mes occupations trop multipliées me forcèrent de l'abandonner; et il ne résulta pour moi de la tentative que j'en fis, que d'observer que les scorbutiques avoient été généralement les plus affectés.

C'est la seule circonstance où j'aie vu le caractère putride ou malin prendre une prédominance marquée, et telle qu'on l'observe dans les constitutions épidémiques; encore même dans cette salle la contagion fut-elle bornée au moment; elle n'influa point sur les malades qui y entrèrent le lendemain; et tous ceux qui n'en avoient reçu qu'une impression plus légère rentrèrent pour la plupart dans l'espace de vingt-quatre heures, et les autres, sous peu de jours, dans leur premier état; mais il resta une trentaine de fièvres putrides qui se rapprochèrent beaucoup de celles dont elle avoient tiré leur origine, et dont plusieurs furent funestes, sur-tout pour ceux qui étoient en convalescence.

Cet événement me procura le moyen d'apprécier les effets de la contagion, et concourut à me confirmer dans l'opinion qu'elle n'avoit pas lieu toutes les fois que je n'appercevois pas une analogie plus ou moins marquée dans la marche et la terminaison des maladies, et que je ne reconnoissois pas aux maladies légères que je traitois en même-temps, et dans les mêmes salles, une tendance à ces maladies graves. En effet, quand elles changeoient de nature, c'étoit ordinairement d'une manière subite, ce qui annonçoit plutôt une disposition, ou des circonstances particulières, qu'une constitution générale.

C'est cette manière de voir les causes et les effets de la contagion qui m'avoit engagé dès le commencement de la campagne, à porter la plus grande attention sur la nature des maladies, à proposer au général le débarquement des malades dans les hôpitaux d'Espagne, ou leur renvoi en France, lorsqu'il s'en présentoit des occasions; c'est ce qui me faisoit désirer qu'avant d'entrer dans la Manche, l'armée se débarrassât de tous les hommes, qui, à raison de leurs maladies, ou de l'incertitude de leur convalescence, ne pouvoient être d'aucun secours jusques à la fin de la campagne; c'est la prévoyance des malheurs que nous éprouvâmes à Brest, et qui pouvoient devenir plus fâcheux, qui m'avoit fait proposer le débarquement successif des malades : mon projet avoit été d'en faire trois classes ; la première devoit être congédiée ; la destination de la seconde étoit pour des hospices à établir dans les terres, et je n'aurois alors déposé dans les hôpitaux de Brest que ceux qui avoient des fièvres dangereuses ou d'autres maladies très-graves ; enfin c'est ce qui me détermina, voyant que je ne pouvois pas exécuter mon projet en grand, à prévenir M. *Delaporte*, que les malades du vaisseau *la Couronne* me paroissoient suspects d'après les détails circonstanciés que m'en donnoit M. *Laribe* ; et ce chef attentif se décida, d'après cet avis et les objections qu'éprouvoit mon projet, à reléguer ces malades à Tréberon.

Plusieurs de nos vaisseaux étoient armés depuis le printemps de 1777. Une partie de nos équipages étoit, depuis cette époque, au service du Roi : ils désiroient d'en sortir soit pour voir leur famille, soit pour prendre la navigation marchande, toujours beaucoup plus lucrative. Les hommes, qui n'étoient à la mer que depuis peu de temps, étoient des soldats de terre, des volontaires, ou des gardes-côtes ; la plupart des hommes de cette classe étoient à bord contre leur gré ; ils n'avoient l'habitude ni de l'élément sur lequel ils se trouvoient, ni de la manière d'y vivre; enfin, au départ de l'armée, il y avoit plusieurs matelots qui sortoient des hôpitaux, à la vérité, en bonne convalescence; mais le séjour d'un vaisseau est si peu propre à la raffermir, qu'il ne me parut pas surprenant d'en voir beaucoup rechuter dès les premiers jours de la campagne.

Je dois ajouter à cet exposé une longue croisière sur les côtes d'Espagne : pendant cette croisière, nos équipages furent très-fatigués par les brumes presque continuelles; et l'impatience où ils étoient d'en voir le terme, fut rarement soulagée par l'agréable diversion que procurent les prises. Toutes ces causes réunies à celles qui sont la suite indispensable de la navigation, devoient les disposer au scorbut, et à des affections de l'ame tristes; ces affections de l'ame étoient très-propres à détériorer les digestions, à rallentir la circulation dans la veine porte, et dans *les organes épigastriques*; et c'est vraisemblablement la raison pour laquelle *ces organes jouoient un si grand rôle dans le plus grand nombre de nos fièvres.* C'est l'altération des fonctions de ces organes, qui donnoit aux fièvres le caractère bilieux ou mésentérique. Aussi est-ce pendant notre croisière sur les côtes d'Espagne que ces fièvres furent les plus familières.

J'attribuai l'origine de la fièvre putride générale à la complication d'une disposition scorbutique avec la fièvre : je fus conduit à cette opinion par l'analogie qu'on trouve entre le scorbut et notre fièvre putride générale ; l'une et l'autre de ces maladies commence par un épaississement des humeurs, et se termine par une fonte, qui, lorsqu'elle est lente, graduée, modérée, ramène les malades à la santé ; mais elle les conduit à la mort lorsqu'elle est considérable et prompte. Aussi la fin de la campagne fut-elle le moment où cette fièvre fut la plus fréquente, et cela sans doute, parce que la disposition scorbutique avoit plus d'intensité, ce qui étoit une suite nécessaire du temps que les vaisseaux restèrent à la voile; du manque de rafraîchissement pendant tout le temps que nous fûmes dans la Manche ; des coups de vent que nous éprouvâmes dans cette mer, et qui nous obligèrent à tenir les sabords presque constamment fermés; enfin, le branlebas du 29 août mit le comble à nos désastres; il dura deux jours pour la totalité de l'armée, plus long-temps pour quelques vaisseaux, et dans le plus grand nombre les malades passèrent tout ce temps dans l'entrepont, où la privation d'un air frais étoit pour eux d'autant plus fâcheuse, qu'ils y étoient plus nombreux.

Les fièvres malignes furent assez rares avant les derniers temps de la campagne. La plupart étoient jusques alors purement accidentelles, *et la malignité étoit entée sur des fièvres putrides des premières voies; mais, vers la fin, il y en eut d'essentielles*, et je crois que leur caractère malin fut assez généralement dû alors aux affections de l'ame tristes, à l'ennui, à la nostalgie, ou à d'autres causes analogues.

La méthode antiphlogistique, appliquée avec sagacité et succès dans les fièvres, d'hôpital, des prisons, les typhus, etc., est pourtant nuisible dans certaines épidémies de ces maladies; c'est encore l'expérience qui nous l'apprend. Apportons, selon notre coutume, des faits en preuve de ce que nous avancons.

In constitutione epidemicâ fracastorii ut plurimùm venæ sectio exitio fuit. Ita certè, inquit ille, res cecidit, ut major pars phlebotomatorum perierit. Nec prosperior fuit exitus à venæ sectione in mutinensi ramazzini, quòd suprà jam adnotavi. Perniciosum, omninò richa eam deprehendit in taurinensi constitutione. Roncegni in peticulis anni 1752, 1753, *sanguis dejiciebat vires et pulsum; accersebat delirium, aut jam præsens angebat; et morbum, quod minimum fuit diutiùs protrahebat.* (Borsieri Inst Med. Prat., §. 357.)

Citons encore un intéressant passage de M. Fodéré, relatif à la fièvre pétéchiale des Basses et Hautes-Alpes : car ce n'est que par des exemples que l'on peut découvrir la vérité, et la faire utilement sentir. « Les officiers de santé ont traité les malades en leur donnant *le tartre émétique*, et un jour après *une médecine* douce. Ils font prendre des lavemens soir et matin, et font boire de l'eau d'orge et de la limonade ; le sixième ou septième jour, quand le délire est formé, ils appliquent des vésicatoires aux jambes, ce qui n'empêche pas que les malades ne meurent... *ceux qu'on a saignés sont* presque tous morts. » En parlant de la maladie de Nice, le même auteur dit : « On ne sait point encore les remèdes qui sont utiles, puisque, parmi ceux de même âge et tempérament, qui ont subi le même traitement, les uns y ont succombé, et les autres ont guéri. »

« Depuis lors le traitement a été fort varié, suivant le système de chaque praticien : quelques-uns ont employé les saignées, et souvent avec avantage : d'autres les ont eues constamment en horreur. Des médecins, sectateurs du système de Brown, traitèrent leurs malades par le vin, le quinquina, les panades, les lavemens, les vésicatoires et les frictions. J'ai vu de ces malades guérir, mais d'autres moururent.

» Par exemple, le régime tonique paroissoit plutôt indiqué depuis le commencement de l'épidémie jusqu'au 25 frimaire (16 décembre), à quelques exceptions près; il a même pu être des circonstances, comme il m'est arrivé pour quelques malades, où l'on pouvoit *étrangler la fièvre, dès le commencement, avec de fortes doses de kina dans le vin*, sur ce que la rémittence étoit très-marquée, sans faire précéder aucuns remèdes généraux. Mais à la seconde époque de la maladie, lorsqu'elle s'annonçoit par un caractère inflammatoire, il m'a paru souvent utile de commencer par la saignée, à moins que l'apparence d'inflammation ne tînt à un état d'érysipèle *malin*; ce qui étoit annoncé par la foiblesse, en même temps que le malade se plaignoit du mal de gorge. *Il y avoit aussi fort souvent une foiblesse qui tenoit à la pléthore, et qui étoit accompagnée de signes qui carac-*

térisent cette espèce ; alors, pourquoi n'auroit-on pas recouru à la saignée ?

» C'est là la marche que j'ai tenue dans l'hôpital d'Aix (ce qui arrivoit fort souvent, les malades *légers* évacués de Nice, prenant la maladie dans la voiture même de ceux qui en étoient déjà atteints depuis quelques jours), lorsque le visage étoit rouge, les yeux étincelans, la tête douloureuse, ainsi que les membres, la respiration difficile, les urines brûlantes, le pouls plein, je faisois tirer du bras d'abord huit onces de sang.

» Mais quand le malade n'avoit aucun des symptômes inflammatoires indiqués précédemment, ou quand il arrivoit de Nice dans un état très-avancé de la maladie, je me gardois bien de recourir à la saignée et au régime rafraîchissant, quand même il se plaignoit du mal de gorge, et de la difficulté d'avaler ; je ne recourois pas moins aussitôt au régime corroborant ; car sa foiblesse, l'état de détresse dans lequel il avoit été, sa maigreur, l'absence de toute inflammation dans le gosier, indiquoient assez que le sentiment douloureux qu'il éprouvoit à la gorge, tenoit à un état d'érysipèle *malin*. Après donc avoir administré *un vomitif, si les circonstances le rendoient indispensable*, je passois de suite aux crêmes de riz vineuses ou aux panades légères, à la tisane vineuse, aux mixtures de quinquina camphré et aux vésicatoires. J'ai même été obligé, dans quelques-uns, d'administrer deux fois par jour la potion cordiale du formulaire des hôpitaux militaires, et j'en ai vu guérir deux que j'avois regardés comme désespérés. Dans quatre autres cas, où j'avois observé *une remittence marquée*, j'ai donné de suite le quinquina à très-forte dose, et la guérison s'en est suivie sans que j'eusse eu besoin de recourir aux vésicatoires.

« La mixture de kina camphré a pareillement été fort avantageuse dans l'hôpital de Marseille, suivant le rapport que m'en a fait le citoyen Lorentz, médecin en chef de cet hôpital.

» Que résulte-t-il de cette égalité de succès et de non succès par toutes les méthodes, et de cette inégalité d'événement dans la même méthode? *Que dans cette épidémie, comme dans toutes les autres*, il n'y a point de remède bon pour tout le monde; mais qu'on doit varier son traitement suivant le tempérament du malade, le type de la maladie, etc., etc. » (Fodéré. Mém. sur les fièvres cont. pétéchiales.)

A cette sage réflexion ajoutons celles de Giannini, qui nous dit: « On voit ici combien il faut mettre de restrictions dans les conséquences générales thérapeutiques que l'on déduit ordinairement de l'histoire des épidémies particulières, et avec quelle sobriété l'on doit en généraliser les principes établis d'après ces mêmes épidémies, l'heureux succès d'une méthode dans la constitution pétéchiale d'une saison, d'une année, d'un territoire, n'autorisent pas cette même méthode, et ne garantissent pas le même succès pour une autre saison, une autre année, un autre climat. Le quinquina, le camphre, l'opium, que l'expérience avoit rendu nécessaire dans l'épidémie pétéchiale de Breno, auroient été dangereux dans celle de Novarra et de Correggio. » (Giannini. Traité des fièvres.)

La méthode tonique, employée avec sagacité dans le genre de maladies dont nous parlons, a procuré des succès trop évidens, pour qu'on puisse les nier. Il seroit facile de le prouver par plusieurs exemples; mais le suivant est frappant, et démontre encore qu'avant M. Broussais, les bons praticiens faisoient attention à l'état des organes.

» Dans la dernière épidémie des fièvres malignes qui regnèrent au mois de janvier 1796, chez les Hongrois et les Polonois, prisonniers de guerre, dit Roucher, le génie nerveux prédomina tellement dans quelques sujets, dès l'invasion de ces fièvres, que, sur quatre cents, il y en eut près de vingt qui furent frappés brusquement de la contagion, et qui guérirent, parceque je leur administrois *du plutôt le quinquina, que je ne fis précéder que d'un léger émétique.*

» J'avouerai pourtant, dit le même médecin, que, quoique le quinquina ait été le plus souvent nécessaire, pour combattre ces sortes de fièvres, il y a eu des cas, où loin d'être utile, il étoit préjudiciable; c'étoit précisément lorsque ces fièvres se rapprochoient *de la fièvre ardente vraie ou bilieuse*, qu'elles en empruntoient la forme, qu'elles étoient parconséquent accompagnées d'altération, *de chaleur brûlante à la peau, de sécheresse de la langue, de difficulté d'uriner, d'urines rouges, âcres et brûlantes, de constipations opiniâtres, de l'élévation des hypocondres;* que la fièvre étoit plutôt continente que continue, et qu'à peine le retour des redoublemens étoit marqué. Je me bornois, dans ces conjonctures, à l'usage *des délayans, des humectans, des tempérans, des boissons légèrement acidules, et des lavemens rafraîchissans: les évacuans, placés de trop bonne heure, ne faisoient qu'exaspérer le mal.* Je me rappelle qu'avant d'avoir remarqué que le quinquina étoit funeste à ces fièvres ardentes, je voulus le tenter sur quelques individus qui avoient des symptômes très-graves ; mais ils s'en trouvèrent si mal, que j'en discontinuai aussitôt l'usage. Depuis lors j'ai attaqué ces fièvres particulières qui retenoient quelques traits de l'épidémie maligne, par l'usage *des délayans*, des acides, et par de *petites prises* de nitre et de crême de tartre, placées de quatre en quatre heures. Je ne me décidois à prescrire les purgatifs, que lorsque *cet état de sécheresse et d'ardeur s'étoit dissipé*. Ce calme n'avoit lieu, pour l'ordinaire, que du dix-septième au vingt-unième jour. »

Roucher, après avoir judicieusement employé le quinquina et les émétiques même dès le début de la maladie, dit : « Les succès de tous mes moyens thérapeutiques furent si constans et si soutenus durant les quatre années consécutives de cette épidémie, qu'à peine sur douze malades en perdions-nous un, dans le temps même que ces fièvres étoient montées au plus haut degré de malignité. En 1796, le succès fut d'autant plus complet que de six cents prisonniers croates, polonois ou hongrois, qui, de l'armée d'Italie furent conduits à notre hôpital, il n'en périt que douze. Les élèves en médecine étoient si étonnés, que la plupart d'entr'eux tenoient un journal exact de ces maladies et de leur traitement. (Roucher. Med. clinique, tom. 1er. page 90, 92, 95.)

Quant aux circonstances ou causes éloignées qui déterminent le typhus à prendre un caractère de préférence à un autre, et qui, spécialement dans les épidémies, donnent un caractère et plus général et plus répandu; approuvons Giannini qui nous dit: Elles se trouvent, comme je l'ai fait observer, dans la différence des airs, des alimens, des boissons, dans les pluies, les vents, et enfin dans cette réunion de circonstances qui ne manquent point d'influer, même sur la nature des autres maladies ordinaires, et qui forment ce que les médecins ont appelé *constitution dominante*. C'est certainement par l'effet de cette constitution, que dans certaines années, les péripneumonies se montrent généralement inflammatoires, et qu'alors elles ne peuvent être domptées qu'à force de saignées copieuses, tandis qu'en d'autres années, les plus legères saignées sont funestes. Il n'y a point de médecin qui n'ait pu vérifier plusieurs fois cette observation. (*Giannini, ouvrage cité.*)

Pour ce qui concerne le traitement, répétons avec Roucher : L'heureux effet des remèdes, comme l'a très-bien dit le célèbre Bacon, dépend de leur juste application. Saisir donc le moment opportun de les placer, savoir discerner les cas où leur exhibition peut être utile, c'est ce qui constitue les règles de la science médicale ; c'est la ligne de démarcation qui sépare le praticien instruit du routinier.

CONCLUSIONS.

QUE le lecteur m'excuse d'avoir tant cité ; mais dans la discussion engagée, comme c'est principalement par les faits que j'ai voulu combattre les prétentions et les illusions d'une réunion qui veut , comptant sur la hardiesse et la jactance de ses promesses, former une secte qui s'empareroit de tous les travaux de nos maîtres anciens et modernes , et voueroit au mépris ceux de ces derniers qui lui portent ombrage : j'ai cru devoir, par intérêt pour la vérité, suivre une marche si peu avantageuse pour l'amour-propre, et sur-tout pour celui d'un jeune écrivain dont le travail sera déprécié comme une compilation. Mais que ceux dont les cerveaux peuvent facilement enfanter, livrent au public leurs productions neuves. A mon âge, je me croirai assez heureux si les gens à esprit juste reconnoissent dans mes foibles productions le résultat du labeur d'une jeunesse entièrement livrée à l'étude, et les efforts d'un esprit indépendant qui cherche la vérité loyalement.

Qu'a voulu faire M. Broussais par rapport à la science ? Je me le demande à moi-même. Quel motif l'aura porté à lancer dans le monde médical un écrit aussi diffamatoire pour ses confrères, que peu propre à affermir et à augmenter sa reputation ? Par quelle voie M. Broussais a-t-il été conduit à cet oubli de toutes convenances? Voici, dans la supposition la plus avantageuse pour cet auteur, ce qui sera arrivé.

1° On sait que vers la fin du dernier siècle, un prétendu réformateur éleva la voix dans l'Ecosse, et que dès-lors, se forma la secte des Browniens. Un grand nombre de médecins, du nord et du midi de l'Europe, se hâtèrent d'en adopter les principes. M. Broussais vint exercer la médecine dans des lieux où des médecins, partisans de ces nouvelles idées, faisoient l'essai du rajeunissement d'une opinion analogue à celle de Thémisson. Il aura été effrayé à la vue de la quantité de victimes qu'immoloit une théorie trop souvent incendiaire par calcul, et dès-lors il eut, probablement, la sagesse de suivre d'autres erremens

2° Il est probable que M. Broussais a rencontré des cas analogues à ceux que nous avons cités, dans lesquels les organes digestifs sont plus ou moins lésés, et jouent toujours un rôle qui doit être pris en considération, ainsi que le lui indiquoient les bons observateurs qui le prévenoient du danger des toniques et des émétiques dans ces circonstances, que les Browniens, aveuglés par leurs idées théoriques, peut-être mal appliquées, ne savoient pas apprécier.

3° M. Broussais aura vu des praticiens commettre des erreurs, et sur-tout il aura rencontré des médecins qui, dès le début d'une maladie, veulent à toute force la classer. Ces mêmes médecins prenant fréquemment l'*oppressio virium*, pour la vraie adynamie, n'auront pas assez médité sur les faits recueillis par l'expérience; et se laissant diriger par des mots, ils auront oublié l'importante considération de l'état des organes: de là mille et une fautes qui ont frappé M. Broussais, ainsi que bien d'autres.

Ces motifs ont-ils dû être suffisans pour porter M. Broussais à publier un ouvrage avec des formes aussi repoussantes que celles de son *Examen de la doctrine médicale?* Je suis bien loin de le penser; car, parce que quelques personnes outrent des vérités et en font une mauvaise application, est-il donc dit que ces vérités soient des erreurs? Parce que quelques personnes oublient, ou ne veulent pas prendre connoissance des leçons de l'expérience, les travaux de nos devanciers tomberont-ils dans l'oubli, si tous les ans un nouveau personnage ne vient s'en parer? Quoi! parce qu'on n'aura pas été entendre les déclamations du fondateur d'une nouvelle secte, on ne saura rien, et on ne pourra que marcher dans les ténèbres? Quoi! parce qu'on ne sera pas accouru en poste se remettre sur les bancs en face de l'ambitieux qui, par des scènes outrageantes pour l'art entier, magnétise de foibles têtes, il faudra renoncer à exercer un art dans lequel nous avons eu pour maîtres des hommes dont on veut faire oublier les travaux? Eloignons de nous cet injuste esprit de secte, et surtout sachons apprécier les services d'un savant et honnête homme qu'une ingrate ambition tente de plonger dans l'oubli. Quelle barbare impatience de dominer porte le chef de la nouvelle secte à diriger ses attaques acharnées contre une tête blanchie au milieu de travaux scientifiques ? Qu'il attende un instant ; la nature ne rappellera que trop tôt dans son sein celui dont la réputation est un obstacle à la suprématie à laquelle il aspire. Hélas ! que par humanité, il n'aille pas affliger un vénérable vieillard qui tend vers le repos éternel, après des travaux dont l'utilité lui fait espérer le souvenir reconnoissant des hommes qu'il s'attend à quitter : c'est la récompense la plus chère d'une vie laborieuse. Qu'il laisse, par humanité, se bercer dans ces flatteuses espérances qu'il a bien méritées, un savant généralement et justement estimé ; et qu'il ne croie pas s'élever en voulant abaisser l'objet de notre juste admiration. Qu'il patiente enfin un instant, un seul instant, et alors il se précipitera, s'il le veut, sur les pas de la mort, pour ensevelir sous la terre le cadavre et la réputation de son maître. . . . . .

Arrêtons-nous. Ce n'est point la pitié que nous cherchons à exciter ; il est bien loin d'en avoir besoin, le savant dont le nom remplit l'Europe, et qui, long-temps encore, sera conservé à nos vœux, si nous ne sommes pas déchus de l'espérance que nous donne une verte vieillesse. Mais ce qui fait notre joie, a porté le désespoir dans le cœur de l'ambitieux ; ce que nous redoutons, il l'a vu dans l'éloignement, et il n'a pu maîtriser sa soif de dominer. Il a cru que ses impertinentes et calomnieuses assertions seroient admises comme des articles de foi, et voulant être tyran, il a eu l'audace de peindre sous ces couleurs, un philosophe tel que notre maître (1) !

Par qui est-elle donc formée cette asso-

---

(1) Lecteur, lisez ce passage écrit par M. Broussais, dans le numéro 23 du *Journal universel des Sciences Médicales*, page 178. « Mais si je parviens à prouver que » M. Pinel, cet Aristarque de la médecine du 18e siècle, » n'a fait que consacrer en France, avec les mots analyse » et philosophie, la pratique du réformateur écossais ; que » par la magie d'un langage faux et superficiel, il a em» pêché, vingt ans, les médecins français, d'en aperce» voir les pernicieux effets, pendant que ceux de l'Italie, » de l'Angleterre et de l'Allemagne, reconnoissoient et » proclamoient le danger de cette pratique ; par consé» quent, loin de servir l'humanité, et d'illustrer sa pa» trie, *il n'a fait que torturer l'une, et exposer l'autre au* » *ridicule ;* si dis-je tout cela est reconnu et prouvé, qui

ciation qui emploie tous les moyens propres à organiser une nouvelle secte ? Par le *grand maître* tant de fois cité dans cet écrit. Pour attirer dans ses filets les novices, les nouveaux débarqués (sur lesquels il compte beaucoup), il déclame avec l'audace d'un charlatan ; d'une voix d'inspiré, il appelle à lui les têtes les plus rétrécies, et s'efforçant de leur communiquer l'enthousiasme dont il est animé, lorsqu'il les voit montées au ton convenable, il leur souffle dans leurs très-longs cornets acoustiques le grand mot de *ralliement*, qui, par un pouvoir magique, les trans-

---

» osera soutenir que ma critique est trop amère ? Si de » plus, je fournis les moyens de rétablir l'honneur de » la médecine française, si enfin je fais en sorte de réa» liser l'espoir fondé de devenir incessamment le modèle » des étrangers nos voisins, et celui du monde entier, » pourra-t-on me reprocher d'avoir choisi les expressions » les plus propres à rompre l'enchantement qui vous ca» choit tous mes trésors ? Non sans doute. »

Je me contente de répondre avec Hippocrate, *verborum inhonestorum arte ad ea, quæ ab aliis inventa sunt, confundenda promptum esse, nihil quidem corrigendo, eorum verò, qui aliquid sciunt, inventa calumniando non sanè scientiæ votum aut opus esse videtur, sed potius proditio indolis propriæ, vel ignorantiæ artis.* (*Hip. De arte.*)

forme en Hippocrates, peut-être ?... mieux que cela : en petits *Broussainiens-irritaphobes*, qui, semblables aux têtards, auxquels, du reste, ils ne ressemblent pas mal, à cause de la longueur de leurs oreilles qui les fait apparoître tout en tête, iront, après avoir acquis la bouffissure de leur père, coassant tout leur savoir ; *ir-ri-ritation.*

Voilà la source de ces *renommés* candidats au doctorat, qui cependant *eussent pu soutenir thèse avec plus de présence d'esprit*, ainsi qu'a été forcé d'en convenir *le grand encenseur*, M. Fournier lui-même, malgré toute sa prédilection pour ses *innocens*, tout nouvellement *baptisés* par *l'illustre chef* de sa création (1).

Le chef et les prosélytes sont signalés: avouez-le, la distance est grande entre *ces écoliers et les disciples des Sthal et des Haller,* qui naguères

---

(1) Mais M. le docteur Fournier oublie-t-il qu'on ne peut raisonnablement exiger d'un être, quel qu'il soit, que ce qu'il possède? Musicien, voulez-vous donner une haute idée de vos talens, assurez-vous du bon état de votre instrument, et n'allez pas imiter cet auvergnat qui, au milieu des fumées de la tabagie, voulant donner un échantillon de son savoir-faire en musique, saisissoit un *sabot* en place d'une *vielle* bien organisée. C'est ainsi que

soutinrent et développèrent les divers points de doctrine, avancés par leurs *vraiment illustres maîtres*. Mais laissons de côté ces jeunes initiés, ainsi que tous les anonymes (*compères*) qui, par leur langage profane, m'ont forcé de rappeler les titres de nos plus grands maîtres (1); nous leur souhaitons à tous, de cœur, prompte conversion, pour l'intérêt de l'humanité, et même pour celui de leurs sternum qui souffriront un jour, des nombreux et gros *mea culpâ*, que les remords poignans ne manqueront pas d'exiger, pour le repos de leurs consciences. A cette époque, nous entendrons de nouveau les profonds soupirs que poussera sur les er-

---

le docteur Broussais, ayant choisi M. *Viale* pour être un des premiers champions lancés contre l'erreur, voyant la non-réussite de son *instrument*, accuse *l'innocent candidat* de défaut de présence d'esprit. Défaut qui a pensé d'une autre manière, lui attirer le sort du *pauvre sabot* de l'auvergnat, puisqu'il n'a dû le bonnet de docteur qu'à l'indulgence de la Faculté, ainsi qu'un écrivain spirituel, M. Colnet, l'a observé dans la *Gazette de France*.

(1) *Quare demisso Sylvio, ut qui non ratione, et agressus est Vesalium, sed vanissimis et tumidissimis vocibus, concludimus : primò sensibus et experientiæ esse credendum, secundò rationi, tertiò auctoritatibus Hippocratis, Galeni, Aristotelis et aliorum excellentium philosophorum et medicorum.* (*Sanctorius, Methodi vitand. error. p.* 215).

reurs de son faux jugement, *le grand encenseur et très-chaud orateur* de la nouvelle secte, auquel nous faisons notre salut d'adieu, pour nous occuper entièrement de son *illustre chef.*

La théorie, malgré toutes ses pompeuses promesses, est si souvent fallacieuse par rapport à l'art médical, qu'un esprit juste ne se laissera pas aveugler par les avantages qu'elle présente dans l'étude de certaines sciences physiques, au point de vouloir en échafauder une qui, tranchant de suite toutes les difficultés, paroîtroit donner la solution facile et simple de tous les phénomènes de l'état morbide. Un esprit paradoxal peut seul rêver l'enfantement d'une pareille chimère ; et les esprits faux ou paresseux, les gens ignorans ou *intéressés*, peuvent seuls aussi appeler œuvre du génie, cet enfant monstrueux de l'erreur, qui tend à établir son trône sur les ruines de la vérité.

Est-ce donc la vraie théorie qu'a présentée M. Broussais, lorsque pour trancher toutes les difficultés, il nous dit : *Si vous ne trouvez pas d'irritation, ne vous tenez pas pour convaincu ?* Non : je reconnois là le langage des systématiques ; ils ne vous laissent apercevoir les objets que recouverts du prisme qui représente toutes les illusions de leurs imaginations. Vous nous l'avez ordonné, M. Broussais, de condamner *les fantômes monstrueux de l'imagination;* et par là vous avez vous-même prononcé votre sentence, car il est bien démontré qu'au lieu d'une *théorie lumineuse*, votre audacieux écrit ne contient, avec quelques vérités connues, dont vous voulez faire votre propriété, que des hypothèses, des assertions mensongères et des idées paradoxales. Enfin, c'est chose claire, votre *création* n'est qu'un système, mais un système faux, très-faux, absolument faux.

Pour nous, attachés à l'expérience, redoutons, ainsi que le dit le professeur Fodéré, de vouloir tout expliquer; et puisque nous vivons dans un temps voué à l'observation, contentons-nous d'être peintres, et peintres aussi fidèles qu'il se peut. »

Je dis que l'*Examen de la Doctrine médicale* contient des assertions mensongères. Ne sont-elles pas de cette nature, celles qui veulent représenter les médecins comme n'ayant pas su reconnoître les avantages qu'on peut retirer de la physiologie et de l'anatomie dans la pratique? Il est fâcheux, pour le triomphe des illusions et des prétentions orgueilleuses de la secte que des *bouquins*, tournés en dérision ou abandonnés pour courir après ce que l'ignorance appelle si facilement des découvertes, contiennent les prétendues vérités nouvelles.

Un de ces *bouquins* qui, malheureusement ne restent que trop dans la poussière, lorsqu'ils se trouvent par hasard dans la bibliothèque des chauds amateurs des prétendues nouveautés, renferme les passages suivans, qui prouvent d'une manière évidente que depuis longues années le champ de la science produit les soi-disant fruits nouveaux que nous apporte la nouvelle secte au milieu de ses poisons.

L'écrit de Sanctorius, intitulé : *Methodi vitandorum errorum*, etc., est un de ces ouvrages qui d'abord ont moins de réputation que tel autre écrit du même auteur, mais qui, dans la suite, deviennent le plus beau titre à la gloire.

Cet auteur nous dit : *Nemo in ægritudinem prolabitur, quin cadat in varias affectuum ideas, tanta in hoc nostro corpore est harmonia, et partium consensus ; si aliqua pars est læsa, eadem exemplo, vel paulò post plerasque plures in consortium allicere solet* ; *labefactetur aliquod viscus, sit ventriculus, sit jecur, sit caput, sint denique ex illis, quæ non ita principem locum tenent, protinus variæ in consensum ob hanc summam partium sympathiam cadere videntur, unde diversas in quolibet ægrotante mixturas affectionum suboriri vidimus; propterea quæ in tanta affectuum confusione per se, quæ per accidens partibus nostri corporis conveniant, et quæ primo, et quæ per consensum, hoc talem inquisitionum efflagitat, ut nisi considerationis hujusce cardinem prius consequamur, affectuum curatio, vel notitia implicita, et inextricabilis reddatur, et millies tunc medendo in laqueos incidemus, et ægrotos ad exitium usque deverberare persæpe poterimus.* (Sanctorius. *Methodi vitand. errorum in sympathia et idiop. perquir., lib.* II, *pag.* 74.)

Quare videas quantum expediat discutere, unde prodeant symptomata, et expediat resecare affectuum omnium complicationem ad methodum, quæ doceat distinguere affectus per consensum à propriis, et proprios dependentes à protopathia. (Sanctorius. Ouvrage cité, pag. 87.)

Il remarque : *Videas ergo quantum à veritate abhorreant illi, qui tam pertinaciter tutantur illam sententiam, ubi dolor, ibi morbus.* (Page 95.)

Quomodo ergo possumus aliam semitam præter istam venari pro cognoscendis specificis affectuum differentiis, nisi isthœc erit, quæ ultimas differentias partium declarat? Quæ partium differentiæ sunt illæ, quæ omnem genericum affectum limitant, atque coarctant, in quarum cognitionem omnem curam, omnemque diligentiam esse flectendam puto in secandis corporibus, alioquin actum esset de cognitione specifica affectuum, de indicationibus, et de recta auxiliorum administratione. (Sanctorius. *pag.* 162.)

Chose remarquable, Sanctorius intitule le chapitre 2e du lib. 3 : *Probatur inductione sufficientissima, morbos constitui in esse specifico à differentiis partium nostri corporis specificis.* Ces idées ne sont point restées infructueuses; seulement la direction des travaux modernes les a éclaircies et développées. Le professeur *Pinel* est parmi nous le premier qui soit rentré dans cette route indiquée.

Ici on est forcé de convenir, avec M. J.-J. Virey, « que le défaut d'érudition première est extrêmement préjudiciable à la marche des sciences ; il les retarde en leur faisant recommencer sans cesse la même route : autant vaudroit brûler les bibliothèques. Souhaitons seulement qu'on ne trouve pas plus d'erreur en nos écrits, dans l'avenir, que ceux des anciens n'en renferment en quelques théories hasardées de leur temps. »

Seroit-ce dans l'emploi bien dirigé des toniques que la nouvelle secte placeroit ses prétentions ? mais n'a-t-il pas été démontré qu'elle n'a rien dit au-delà de ce que l'expérience a appris aux bons observateurs ; et n'est-ce pas une illusion de sa part de regarder ces moyens thérapeutiques comme accessoires seulement dans le traitement de quelque maladie que ce soit, puisque l'expérience a encore appris qu'administrés judicieusement, ils deviennent la base de la méthode thérapeutique de certains états pathologiques.

Les règles sur l'emploi des émétiques, ne peuvent pas présenter un plus solide appui à leurs hautes prétentions ; et lorsqu'ils tentent presque de proscrire cet héroïque agent de la thérapeutique, on ne peut que les plaindre et gémir sur les illusions de leur jugement, qui les empêchent de voir les faits recueillis par l'expérience et de profiter de ses leçons.

Nous avons surtout démontré la fausseté de l'assertion de la nouvelle secte qui accuse les médecins de n'avoir pas scu reconnoître et traiter les affections locales, et principalement celles de l'estomac. Les preuves du contraire que nous avons apportées sont tellement probantes qu'il ne reste aux sectaires qui ont déclamé, que le choix entre l'ignorance et la mauvaise foi.

Observons ici pour la justification de l'art que semblent compromettre toutes ces discussions, que presque toujours elles ont pour origines, les attaques audacieuses des chefs de secte, dont les armes sont toujours celles de la dispute. Alors il faut séparer la médecine de ceux qui l'exercent. Mais au milieu de ce tourbillon, que doit faire le médecin ? Demeurer calme, ainsi que le dit M. J. B. Nacquart, rester fidèle à l'observation, et se souvenir que des milliers de nouveautés d'abord prônées avec fureur, sont tombées bientôt avec mépris, sans que la science en ait reçu la moindre atteinte (1). »

Pour rester fidèles à l'observation, nous avons signalé l'idée paradoxale qui partant de la fréquence des maladies locales, ne veut admettre dans tous les états pathologiques qu'un point d'irritation locale, et qui rejette comme des *êtres abstraits* les maladies générales ; mais combien de fois une maladie locale ne dépend-elle pas d'une affection générale, et n'en est-elle pas la terminaison ? N'avons-nous pas vu dans Lucadou, que ces affections locales successives sont des moyens qu'emploie la nature pour amener la solu-

---

(1) *Journal général de MM. Sedillot et Vaidy*, avril 1818, page 142.

tion de la maladie? et combien de fois aussi une maladie locale, ne peut-elle pas devenir générale, ou du moins affecter l'ensemble d'un système et sur-tout le système nerveux? Dans ces circonstances, le sectaire aveuglé, par ses idées paradoxales, s'obstinera à ne faire attention qu'au point de départ; et ce qu'il y a de plus douloureux, les funestes résultats de son obstination ne le corrigeront même pas. Le sectaire veut toujours tout soumettre à une même mesure. J'ai choisi pour faire sentir les dangers d'une pareille opinion la pneumonie, que l'on regarde comme une maladie locale et qui l'est effectivement assez ordinairement; mais qui peut de locale passer sous l'influence d'une affection générale, sous celle d'un état nerveux général, par exemple, lorsque ce système, qui est si souvent entraîné dans la *caténation* des phénomènes morbides, se trouve à son tour affecté idiopathiquement, et empêche alors l'organe d'abord malade de recouvrer sa force ou son état physiologique; le traitement local ou celui dirigé suivant la nature soit inflammatoire ou autre, de l'affection primitive, ne fait qu'augmenter le danger. Que dans cet état de choses, un médecin attaché à *l'empirisme éclectique*, soit chargé de diriger le traitement : il oubliera en quelque sorte l'affection locale qu'entretient l'état du système nerveux qu'il considérera alors comme le seul générateur de tous les phénomènes actuels. Il administrera les anti-spasmodiques, et bientôt sa docilité à suivre la voix de l'expérience sera récompensée par la satisfaction de voir le calme renaître, et l'affection locale tendre vers une solution heureuse. Par cette conduite sage et prudente, plus d'un moribond ont été rappelés à la vie. Plusieurs faits m'avoient enseigné ce point de doctrine, que M. Récamier a développé dans ses leçons de médecine pratique, et qu'il a corroboré par la citation de nouveaux faits cliniques.

Malgré toutes leurs prétentions, les sectaires sont encore forcés de convenir, après les nombreuses preuves fournies, *que les liens qui unissent entre eux les différens organes, et qui sont les causes de l'influence qu'ils exercent réciproquement les uns sur les autres dans leurs maladies* étoient connus des médecins attachés à *l'empirisme éclectique* avant que la section physiologico-cadavérique en eût parlé : et si quelqu'un négligeoit cette connoissance, c'étoit sans doute ceux qui forment la nouvelle secte, parce que dans ce temps leur enthousiasme pour d'autres idées théoriques ne leur faisoit voir par-tout que foiblesse, et les portoit à confondre avec la vraie adynamie, *l'oppressio virium, cet enchaînement des forces par la douleur des organes*, signalé depuis long-temps. Que les sectaires, faux théoriciens, aient commis de pareilles erreurs, lorsque faisant la guerre à ce qu'ils appeloient un des tyrans destructeurs de notre machine, ils combattoient jusqu'à l'ombre de la foiblesse, de l'adynamie, avec une précipitation et une irréflexion qui les portoit à incendier d'une manière presque exclusive tous les malheureux qui tomboient entre leurs mains; la chose, hélas! n'est que trop vraie. Mais rejeter de pareilles erreurs sur l'empirisme ou l'expérience, c'est vouloir excuser ses fautes par un mensonge; c'est joindre la mauvaise foi à l'erreur (1). Une fausse théo-

---

(1) « Les liens qui unissent entre eux les différens » organes, et qui sont la cause de l'influence qu'ils exer- » cent réciproquement les uns sur les autres dans leurs » maladies, ont été presque entièrement négligés des mé- » decins. L'on commence enfin à se débarrasser de ces » erreurs *nées de l'empirisme*, et à montrer dans l'en- » chaînement des forces par la douleur des organes, et » dans leur concentration vers ces organes irrités, la cause

rie à laquelle ils ont tant de *remords* d'avoir trop sacrifié, est seule la cause et est seule responsable de ces malheurs; et il ne peut y avoir qu'un homme tel que le *grand encenseur*, plus habitué à joindre des mots et à enfiler des phrases, qu'à pratiquer la médecine de l'expérience et à guérir, qui puisse concevoir l'idée, pour soutenir une mauvaise cause, de reverser sur l'expérience les funestes résultats de la trop souvent trompeuse théorie.

Je pourrois continuer à prendre des conclusions ; mais je me contente, comme un grand nombre de faits, contenus dans cet

---

» de ces foiblesses extérieures, etc. » (Dict. des scien. méd., tome 26, page 122, art. *irritabilité* par MM. Fournier et Begin.)

M. Fournier veut bien désigner l'expérience par le mot empirisme, puisqu'il a employé ce mot dans ce sens, dans le *Journal universel des Sciences Médicales*, où il divise les médecins français en deux sections; 1° Ceux attachés à l'empirisme ou à l'expérience; 2° Ceux qui adoptent les idées de la nouvelle section, qu'il appelle physiologico-pathologique. Il fait partie de ces derniers qu'il espère voir bientôt triomphans. J'ai donc raison de dire que c'est pour soutenir sa cause qu'il a la mauvaise foi de rejeter sur ses antagonistes, des fautes qu'il sait fort bien être le résultat d'une théorie, que lui-même, d'après *ses aveux*, a adoptée autrefois avec chaleur, écrit, peuvent appuyer plusieurs de celles prises par M. le docteur de Larroque, de renvoyer à son ouvrage (1).

J'ai découvert la tactique dépréciatrice de la secte qui tend à avilir l'art, et les médecins qui ne viennent pas se ranger sous sa bannière. Les gens honnêtes en ont déjà fait et en feront justice. Après avoir démontré que les prétendues nouveautés que l'orgueil veut nous persuader qu'il a enfantées, étoient parfaitement connues des médecins attachés à l'*empirisme-éclectique*, je dois convenir que l'application exagérée de ces vérités appartient entièrement aux sectaires modernes, et que nous sommes loin de leur envier ce pernicieux travers dont nous prions sincèrement le ciel de les corriger, le plus promptement posssible, en les rappelant de l'erreur à conversion.

Une dernière remarque sur la mauvaise foi du chef de la secte. Bichat, parcequ'il n'est plus, est regardé par ce chef comme le génie bienfaisant qui l'a guidé : eh bien! tous les médecins le savent, notre maître, le professeur *Pinel* a devancé, dans la route

---

(1) *Observations sur l'examen de la Doctrine Médicale, par J. B. de Larroque, 1ère partie, Paris*, 1818.

qu'il a si glorieusement parcourue, ce physiologiste justement regretté ; et il lui a, en quelque sorte, ouvert le chemin à l'immortalité ! Cela devoit du moins être un titre à la considération du nouveau réformateur, si la rage d'un sectaire savoit respecter quelque chose ; mais non, l'esprit d'injustice est son guide. Que la justice soit le vôtre, ames honnêtes et cœurs purs ; et que dans l'opinion publique l'ambitieux consumé par la passion de faire secte et de dominer, trouve la condamnation d'une conduite injuste et calomnieuse envers l'art et nos plus grands maîtres.

Terminons par faire sentir combien seroit dangereuse l'adoption des opinions d'une secte qui rejette des points de doctrine sanctionnés par l'expérience.

Tous les médecins observateurs ont cru que la nature qui régit les êtres animés, emploie un temps déterminé pour accomplir ses fonctions physiologiques, et que la même régularité se conserve dans l'état pathologique. Frappés de cette vérité, démontrée par l'expérience, ils ont dit : *Medicus minister et non magister naturæ.* La fougue des sectaires que je combats est loin de vouloir se soumettre à cette décision de l'expérience ;

La marche régulière des maladies, le temps nécessaire pour leur cours, leurs différens périodes, les crises qui les terminent, sont des choses regardées comme des chimères par ces hommes qui non contens de nous avoir régentés, s'annoncent comme *les maîtres de la nature*. Vous êtes bien simples, nous disent les prosélytes de la nouvelle secte, d'avoir la patience de suivre cette nature qui, lente, incertaine dans ses opérations, vous réduit à être souvent des gardes-malades. Faites plutôt comme nous, imitez *l'illustre chef*. Voyez-le dans un instant apaiser les phénomènes et épiphènomènes de l'état pathologique; il lui suffit de mettre le doigt sur le point d'irritation pour qu'aussitôt le malade, comme touché par la baguette d'un magicien, sente les accidens les plus terribles s'apaiser, et jouisse *illico* de la douce langueur d'une bienheureuse convalescence. C'est enfin, *en petit*, Neptune apparoissant au milieu de la tempête, il lève son trident, les flots irrités s'apaisent, et le calme renaît sur le vaste océan.

Tel est le langage que l'on nous tient, à la comparaison près qui est de moi, et qui, il faut s'y attendre, m'attirera la suite inconnue et tant supposée du fameux *quos ego !*...

que s'est contenté d'adresser, en se rengorgeant, à ses jeunes antagonistes, *le grand théoriseur.* En attendant mon châtiment, je répéterai cependant, au risque d'aggraver ma peine, avec M. Virey : « mais qui ne soutient pas son paradoxe en médecine, comme dans les sciences, pour se donner, dans sa gloriole, un air de génie créateur, et faire secte ? Bientôt il sera trop vulgaire d'observer avec soin, avec patience ; de méditer, de suivre en silence et admiration ces lois de la nature, si grandes, si merveilleuses, si sublimes, qui agissent dans nous, en santé de même qu'en maladie. Comment devenir les ministres et les sacrés interprêtes de cette nature, sans un respect religieux? Comment apprendre à lui commander un jour, sinon en lui obéissant d'abord, afin de saisir ses allures et sa route? Alors seulement, nous pourrons nous avouer ses disciples et ses élèves, et mériter la confiance des hommes. Il ne faut pas penser en effet, à faire fléchir la nature, à la plier selon notre règle et nos opinions; libre et indépendante, elle est la souveraine maîtresse de tout. C'est donc à nous de l'étudier, de l'épier sans cesse, car selon la coutume de tous les potentats, elle n'accorde ses faveurs qu'à ses plus assidus adorateurs (1). »

Répétons avec M. le professeur Fodéré : « Eh quoi ! quand dans le sein des forêts, quand dans les antres des rochers, les animaux guérissent de leurs maladies sans médecins, l'homme seul auroit pu être privé de cet avantage ! Mais non : sans aller chercher les peuples sauvages, nous avons pour exemple les habitans des Alpes, au milieu desquels je suis né et où j'ai vécu, qui n'en connoissent pas d'autres que la nature, et qui guérissent régulièrement de leurs maladies aiguës par les hémorragies nasales et par les sueurs (2). »

La fièvre indique l'effort que fait souvent la nature pour repousser la cause morbifique; c'est la nature dans sa force qui agit *adversus stimulum inimicum* (Stoll). Ce qui en dit autant et plus que le point d'irritation locale de M. Broussais. En effet, n'avons-nous pas démontré que l'idée paradoxale de regarder

---

(1) *Dictionnaire des Sciences Médicales*, tome. 26 page. 468.

(1) *Dictionnaire des Sciences Médicales*, tome 26, page 474.

toujours la fièvre comme le résultat d'une inflammation locale, qu'il faut promptement faire disparoître, seroit d'une application pernicieuse? Et n'est-il pas bien démontré que la fièvre, loin d'être constamment entretenue par ce point d'irritation, cesse au contraire au moment où il apparoît? Mais comme M. Broussais fonde sur ce paradoxe presque tout son échafaudage, je vais éclaircir la discussion par des faits, et l'expérience va encore décider.

Mlle. de F..... à la suite d'une petite vérole inoculée, essuya environ sept ou huit jours après la suppuration des boutons, une fièvre éphemère d'environ trente heures; l'invasion fut marquée par un frisson très-décidé, et la *crise* fut un dépôt sur le bras droit, très-près de la plaie qui étoit encore en pleine suppuration. Le dépôt fut ouvert; mais sept ou huit jours après, la même fièvre reparut avec les mêmes symptômes, et se termina par un nouveau dépôt, ainsi jusqu'à quatre fois. (Voulonne, *Mém. sur les fièvres intermit.*, page 11).

Mais prenons, avec le professeur Fodéré, d'autres exemples; « quel praticien n'aura pas remarqué dans les exanthèmes les plus communs, tels que la variole, la rougeole, la scarlatine, des symptômes plus ou moins graves, suivant l'année, accompagner une fièvre qui dure trois jours, et qui cessent avec elle, comme par enchantement, aussitôt que l'éruption a paru ? Si ce n'est pas là un jugement et une *crise*, il faut renoncer à toute évidence. J'ai vu la même chose pour l'érysipèle, le pemphygus, la fièvre ortiée et d'autres exanthèmes plus rares; les dartres ne se manifestent souvent et au grand avantage des malades, qu'à la suite de mouvemens intérieurs; si le plaisir d'innover, et d'autres intérêts ne fermoient pas les yeux à certains médecins, ils verroient qu'à part un petit nombre de cas, un grand nombre de maladies cutanées et d'irritations ou inflammations locales, ne sont que des jugemens (1). »

Qui n'a pas vu de forts mouvemens fébriles tomber tout-à-coup par l'apparition d'une éruption buccale?

Mais la plus pernicieuse, peut-être, des erreurs que tend à propager la nouvelle secte, est le mépris des constitutions médi-

(1) *Dictionnaire des Sciences Médicales*. tome 26, page 475.

cales. Quoi ! lorsqu'il est évident qu'elles influent même sur les maladies dites chirurgicales, les plaies extérieures, par exemple (1), on rejetteroit leur influence sur les autres maladies? Non : les preuves de l'importance de leur considération sont en trop grand nombre pour qu'un esprit juste ose même élever des doutes contre cette base de toute bonne médecine. Il ne peut y avoir que la tête délirante d'un ambitieux qui conçoive l'audacieux projet d'attaquer un dogme si judicieusement créé, qu'il est véritablement une des pierres angulaires de l'édifice médical !

Tout conspire donc pour anéantir, ou du moins pour rappeler à l'humilité et à la réflexion, les petits sectaires et leur gonflé chef. Cependant, nous n'avons employé pour

---

(1) On voit dans les œuvres de Donat, que pendant 4 ou 5 ans à Mantoue, les moindres blessures de tête étoient mortelles, et qu'au bout de ce terme, on les guérissoit presque toutes. *Jam agitur quartus an quintus annus, quod in civitate nostrâ mantuanâ quicumque in capite vulnerantur, licet leve admodum vulnus ipsis inflictum esset, quovis administratio auxilio sanari minimè potuerant : qui tamen influxus post tertium vel quartum annum penitùs abolitus fuit, ita ut tunc ferè nullus in eâdem parte sauciatus moriatur.*

les combattre que les armes que nous prêtent la nature et la pratique des médecins célèbres de tous les temps et de tous les pays. Après des preuves aussi irrésistibles de la vanité de leurs prétentions, qu'ils renoncent de bonne foi à des idées exclusives qui les empêchent de jouir des travaux de nos anciens maîtres ; et sur-tout qu'ils croient, quoiqu'il soit plus facile de les convaincre que de les persuader, qu'il est hors de leurs rangs des médecins judicieux et de savans maîtres dont les leçons pourroient leur être utiles, s'ils savoient profiter, pour marcher dans le chemin difficile de la pratique, des lumières de l'expérience de quelque part qu'elles viennent.

Que M. Broussais continue, s'il le veut, *à susciter des ennemis à ce qu'il appelle l'erreur*, ou pour mieux dire à tout ce qui s'oppose et résiste à ses vues...... Qu'il recrute sa cohorte dans la tourbe ignorante et paresseuse que des déclamations entraînent audelà des sûrs sentiers de l'expérience ; pour moi, les attraits de la nouveauté, le prestige des innovations, l'amour du paradoxe, s'empareroient de toutes les têtes, que, solitaire, je n'en marcherois pas moins d'un pas ferme, dans les routes tracées par tant de grands observateurs, dont les ombres m'animeroient ; comme autrefois celles de leurs ancêtres encourageoient les héros d'Ossian, fils de Fingal. Seul contre tous les sectaires, je combattrois encore.

Excidit mihi, fateor, hinc indè quid asperiusculi : hoc vero ubinam excidere non contingit, quandò de summa rerum, quandò de imminente damno a gente humanâ propulsando, quandò de periculis agitur averruncandis. (Dehaen ratio. med. 12e partie).

FIN.

De l'Imprimerie de DEMONVILLE, rue Christine, n° 2.

www.ingramcontent.com/pod-product-compliance
Ingram Content Group UK Ltd.
Pitfield, Milton Keynes, MK11 3LW, UK
UKHW020434200726
13857UKWH00002B/419